J. F. H. Gauwerky (Hrsg.)
Uterus myomatosus

Springer-Verlag Berlin Heidelberg GmbH

Johannes F. H. Gauwerky (Hrsg.)

Uterus myomatosus

Mit 51 Abbildungen und 18 Tabellen

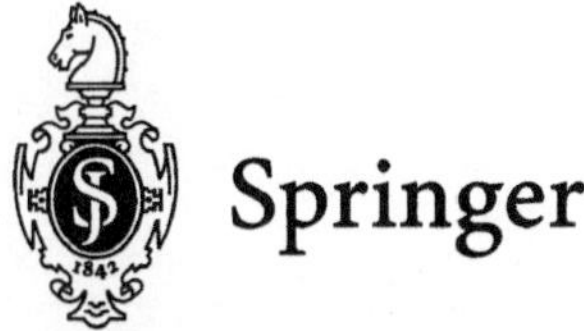

Springer

Prof. Dr. Johannes F. H. Gauwerky
Amper-Kliniken AG
Frauenklinik
Konrad-Adenauer-Str. 30
85221 Dachau

ISBN 978-3-642-63139-9   ISBN 978-3-642-55907-5 (eBook)
DOI 10.1007/978-3-642-55907-5

Die Deutsche Bibliothek – CIP-Einheitsaufnahme

Uterus myomatosus / Hrsg.: Johannes F.H. Gauwerky. – Berlin ; Heidelberg ; New York ; Hongkong ;
London ; Mailand ; Paris ; Tokio : Springer, 2003
  ISBN 978-3-642-63139-9

http://www.springer.de/medizin

© Springer-Verlag Berlin Heidelberg 2003

Herstellung: PRO EDIT GmbH, 69123 Heidelberg
Umschlaggestaltung: deblik, 10435 Berlin
Satzherstellung: Hagedorn Kommunikation, 68519 Viernheim

Gedruckt auf säurefreiem Papier   SPIN: 10756603   22/3130/So–5 4 3 2 1 0

Geleitwort

Monographien über die Therapie an Einzelorganen zeichnen die Chirurgie und medikamentöse Behandlung als exemplarische Handlungswissenschaften aus. Ein Buch über den Uterus myomatosus versucht, die historische, medikamentöse und chirurgische Wirklichkeit kompetent wiederzugeben, verständlich zu machen und umsetzbar darzustellen. Sicherlich ist das Werk als monothematisch isoliert zu sehen, aber der Uterus als Träger der Frucht, als spezielles Organ der Frau, kann auch isoliert betrachtet werden.

Die maßgebliche Grundlage dieses Buches ist die Bedeutung der Gebärmutter für das Selbstbild der Frau. An sie schließen sich lückenlos konservative und operative Behandlungsmethoden bei benignen Erkrankungen der Gebärmutter in ihrer Diagnostik und Therapie an.

Das Buch über den Uterus myomatosus versucht, neue Therapiestrategien konsolidiert darzustellen. Eine Arbeitsgruppe erfahrener Gynäkologen hat das Konzept dieses Werks gemeinsam erarbeitet.

Schlüsselworte sind: Basisinformation, klare und rasche Orientierung sowie verbindliche Wegweisung. Strukturell zeigt das Buch eine einheitliche Ordnung der Kapitel, ein übersichtliches Inhaltsverzeichnis und eine zweckmäßige bildliche Darstellung. Bei der Darstellung von Text und Bild dominiert das Videobild, das in der zweidimensionalen Präsentation während der Operation dem Chirurgen am Uterus eine ausreichend gute Operationstechnik erlaubt. Dieses Buch spiegelt nicht nur die chirurgische, sondern auch die medikamentöse Behandlung am Uterus wider.

»Uterus myomatosus« möchte dem Gynäkologen, dem praktischen Arzt und dem werdenden Mediziner die Diversität der Behandlung benigner Erkrankungen am Uterus nahe legen.

Herbst 2002   Liselotte Mettler
                                                      Kurt Semm

Vorwort

Myome der Gebärmutter zählen zu den häufigsten Ursachen therapiebedürftiger Probleme der Frau. Sie beeinflussen die Fertilität, stellen eine Komplikationsursache in und nach der Schwangerschaft dar, sind Ursache für Blutungsstörungen, Schmerzen und können durch Wachstum Verdrängungsprobleme bewirken, die je nach Lokalisation unterschiedlichste Folgen haben. Obwohl es sich um eine benigne Erkrankung handelt, hat sie somit höchste Relevanz in der gynäkologischen Praxis.

Die Therapie von Myomen war noch vor nicht allzu langer Zeit eine Einbahnstraße, die in der Hysterektomie endete. Die heutige Zeit ist jedoch von alternativen Entwicklungen in der Medizin gekennzeichnet, die andere Wege aufzeichnen. Ich meine hiermit
- den Trend zur Organerhaltung,
- den Trend zur Rekonstruktion,
- den Trend zu minimal-invasiven Operationen und
- die Einbindung in multimodale Therapiekonzepte.

Diese generellen Entwicklungen sind ubiquitär erkennbar und zeigen sich auch in der gynäkologischen Chirurgie am Beispiel des Uterus myomatosus.

Die Gebärmutter wird nicht mehr sofort entfernt, das Organ wird erhalten und rekonstruiert. Die Laparotomie wird zunehmend durch die Endoskopie ersetzt, auch wenn gerade beim Uterus myomatosus dieser Aspekt ein heftiger Diskussionspunkt ist. Eingebunden in chirurgische Verfahren sind medikamentöse Alternativen, einschließlich der vorübergehenden Behandlung mit GnRH-Analoga. Neue nicht-operative Verfahren, wie die Myomembolisation, wurden entwickelt und sind derzeit in der Erprobung.

Die mit der Arztdichte und dem gesundheitspolitischen System korrelierende Hysterektomiefrequenz ist in den letzten Jahren deutlich gesunken. Dennoch setzt sich diese neue Sichtweise regional unterschiedlich schnell durch.

In dem vorliegenden Buch soll das ganze Spektrum der mit dieser Problematik verbundenen Fragen dargestellt und diskutiert werden. Dazu gehört auch die Beschäftigung mit dem Selbstbild der Frau und psychosoziale Gesichtspunkte.

Ich bedanke mich bei allen Autorinnen und Autoren für die in höchsten Maße qualifizierten Beiträge, ohne die dieses Übersichtswerk nicht so kompetent hätte zusammengestellt werden können. Allen Leserinnen und Lesern möge es helfen, den eigenen Standpunkt zu überdenken und eine fundierte Neuorientierung zu finden. Aktive Operateuren soll es in die Lage versetzen, sich auf der Basis der beschriebenen Techniken weiterzuentwickeln.

Herbst 2002   Johannes F. H. Gauwerky

Inhalt

Mitarbeiterverzeichnis

Ackermann, U.
Klinikum Rechts der Isar, Frauenklinik
Ismaninger Straße 22
81675 München

Bickel-Weihrauch G., Dr. med.
Klinikum Rechts der Isar, Frauenklinik
Ismaninger Straße 22
81675 München

Djavadian, D., Dr. med.
Universitätsklinikum Hamburg Eppendorf
Frauenklinik
Martinistraße 52
20246 Hamburg

Eustachi, A., Dr. med.
Ambulanz für Naturheilkunde,
Universitäts-Frauenklinik
Voßstraße 9
69115 Heidelberg

Gauwerky, J. F. H., Prof. Dr. med.
Amper-Kliniken AG, Frauenklinik
Konrad-Adenauer-Straße 30
85221 Dachau

Gerhard, I., Dr. med.
Ambulanz für Naturheilkunde,
Universitäts-Frauenklinik
Voßstraße 9
69115 Heidelberg

Hepp, H., Prof. Dr. med.
Klinik und Poliklinik für Frauenheilkunde und
Geburtshilfe
Klinikum der Universität München-Großhadern
Marchioninistraße 15
81377 München

Kolben, M., Prof. Dr. med.
Wohlfahrtklinik
Waldstraße 7
82166 Gräfelfing

Kolmorgen, K., Prof. Dr. med.
Leitender Oberarzt der Frauenklinik
Klinikum Südstadt
18059 Rostock

Korell, M., Dr. med.
Klinikum Duisburg, Wedau Kliniken
Frauenklinik
Zu den Rehwiesen 9
47055 Duisburg

Kühn, T., Prof. Dr. med.
Kreiskrankenhaus
Bergstraße 30
38518 Gifhorn

Lehmann-Willenbrock, E., Dr. med.
Frauenklinik, Universitätsklinikum Kiel
Michaelisstraße 16
24105 Kiel

Mettler, L., Prof. Dr. med.
Frauenklinik, Universitätsklinikum Kiel
Michaelisstraße 16
24105 Kiel

Müller, R., Dr. med.
Kreiskrankenhaus Achenbach
Köpenicker Straße 29
15711 Königs Wusterhausen

von Obernitz, N., Dr. med.
Klinik und Poliklinik für Frauenheilkunde und
Geburtshilfe
Klinikum der Universität München-Großhadern
Marchioninistraße 15
81377 München

Oppelt, P., Dr. med.
Universitäts-Frauenklinik Erlagen
Universitätsstraße 21-23
91054 Erlangen

Semm, K., Prof. Dr. med. Dr. h. c. mult.
5160 East-Oakmont Drive
Tucson, Arizona 85718
USA

Zangos, S., Dr. med.
Institut für Diagnostische und
Interventionelle Radiologie
Universitäts-Klinikum
60590 Frankfurt

Die Bedeutung der Gebärmutter für das Selbstbild der Frau

U. Ackermann

Die Hysterektomie ist heute ein chirurgisch ausgereifter Eingriff mit entsprechend geringem individuellen Risiko. In den letzten fünf Jahren versprachen zudem neue Operationstechniken weniger Zerstörung, weniger Verstümmelungsgefühl, Erhalt der vaginalen und zervikalen Erlebnisfähigkeit und Erhalt der sexuellen Funktionsfähigkeit. Der realistische medizinische Bezugsrahmen tendiert eindeutig zu einer geringeren Traumatisierung, verbunden mit kurzem Klinikaufenthalt, bis hin zur Möglichkeit der ambulanten Operation, entsprechender rascher körperlichen Genesung und möglichst unsichtbaren kosmetischen Ergebnissen.

Die Diskussion um diesen Eingriff beginnt bereits bei der Indikationsstellung.

Natürlich gibt es Hysterektomien, die aufgrund onkologischer Indikation oder geburtshilflicher Notfallsituation absolut notwendig sind. Aber es gibt auch Hysterektomien, die von den Gynäkologen nachdrücklich vorgeschlagen sowie von Patientinnen gewünscht werden und deren medizinische Indikation zweifelhaft ist.

Widersprüchlich ist auch das subjektive Erleben des Verlustes der Gebärmutter: Stellt es sich als Ereignis dar, das bewältigt werden muss, oder bedeutet es ein Geschehnis, das psychische Labilität entweder auslösen oder verstärken kann?

Von großer Bedeutung sind jedoch intrapsychische Phantasien und Ängste, interpersonelle Verwicklungen mit dem Partner, dem Gynäkologen oder den weiterbehandelnden Ärzten vor oder nach der Operation.

Das subjektive Erleben des Verlustes der Gebärmutter ist widersprüchlich

Um diese Phantasien und Ängste zu verstehen, soll zunächst dargestellt werden, welche Erfahrungen eine Frau im Laufe ihres Lebens mit ihrer Gebärmutter macht, wie die Gebärmutterfunktionen ihren Lebenslauf beeinflussen und in welcher Form eine Frau lernt, damit umzugehen.

Die Menarche wird meist froh erlebt und im Fernsehen von der Werbeaufklärung über Hygieneartikel begleitet. Die Vorbereitung darauf ist also eher hygienischer Art. Das junge Mädchen wird darauf vorbereitet, die Blutung geruchlos und unsichtbar zu bewältigen.

Die modernen Menstruationsriten sind wie eh und je auf ängstliches Verbergen und Verstecken der blutigen Körperausscheidung und auf Geheimnis ausgelegt.

Inneres Erleben der weiblichen Natur entwickelt sich erst im Laufe der Zeit: Die junge Frau erfährt die sich in Zyklen wiederholende Veränderung, die nicht nur ihren Körper, sondern auch alle anderen Funktionen des Organismus beeinflusst und ihre Psyche in immer wiederkehrender Intensität prägt.

Das Körperbild ist also ein inneres Bild, das Innenerfahrungen und Wertungen enthält und selbst wertet; es erfasst auch Außenerfahrungen mit Bezugspersonen, kulturellen Normen und damit verbundenen Werten. Alle gesunden körperlichen Vorgänge der Frau wie Fruchtbarkeit, Gesundheit, sexuelle Lust und Zyklusgeschehen sind darin enthalten.

Die lustvolle und gesunde Seite der weiblichen Geschlechtlichkeit ist durch ihre Verbindung mit Empfängnisverhütung und Krebserkrankung sehr oft verdrängt. Dies stellt eine verhängnisvolle Verbindung dar, die die Frau lebenslang begleitet, nur unterbrochen durch Schwangerschaft und Geburt, die ihren medizinischen Schwerpunkt ebenfalls eher im Ausschluss von Risiken als in ihrer natürlichen Stärke haben.

So wird offenbar ein gewaltiges Konfliktpotential bei den Beteiligten – Arzt und Patientin – angerührt.

Inneres Erleben der weiblichen Natur entwickelt sich erst im Laufe der Zeit

Es gibt Frauen, die um den Erhalt der Gebärmutter, auch wider besseres medizinisches Wissen, verzweifelt kämpfen und es gibt eine Haltung, die als »schnelle Trennung und ein endloses Bedauern« bezeichnet werden kann. Mit den Worten: »Ich bin dann alles los, ich werde aufblühen, ich kann unabhängig wie ein Mann leben« oder etwas bayrischer: »Des Zeigs muass raus!« wird die Geringschätzung deutlich, die Frauen ihren eigenen Organen und damit ihrer weiblichen Identität, ihrem Frausein, zollen.

Gerade diese Frauen sind aber prädestiniert, nach dem Verlust ihrer Gebärmutter ein anderes Organ im Sinne einer Symptomverschiebung als Leidensorgan zu wählen. Sie klagen über »Kreuzschmerzen, über Gewichtszunahme, Oberbauchschmerzen«, d. h., sie tragen also weiterhin ihre Konflikte auf körperlicher Ebene aus.

Verlust der Gebärmutter kann eine Symptomverschiebung bewirken

In einer Follow-up-Untersuchung von Slade (1988) wurde festgestellt, dass selbst bei korrekt beseitigten Ursachen bei einer kleinen Gruppe von Frauen die gynäkologische Problematik weiterbestehen kann, als Ausdruck ungelöster interpersoneller und intrapsychischer Konflikte.

Folgende Faktoren spielen für die schlechte Verarbeitung eine Rolle:

- niedriger Ausbildungsstand,
- Partnerschaftsprobleme,
- negative Erwartungshaltung in Bezug auf die Operation,
- wenig Zeit zwischen dem Entschluss zur Operation und der Operation selbst,
- schlechte Beziehung zur eigenen Mutter,
- frühere depressive Reaktion auf Belastung,
- extreme Angst vor der Operation,
- sexuelle Probleme,
- PMS in der Anamnese.

Es stellt sich die Frage, ob die ausgeführten Erwägungen dazu beitragen können, Frauen, die vor oder nach einer solchen Operation ärztliche Hilfe suchen, besser zu verstehen und damit ein Instrumentarium zur Hand zu haben, Missverständnisse und Unstimmigkeiten in der Arzt-Patienten-Beziehung zu überwinden, aber auch tiefe innere Nöte zu verstehen, um zu einer gemeinsamen fruchtbaren Arbeit zu kommen.

Die im Folgenden geschilderten Schwierigkeiten sind nicht als eine Art differentialdiagnostischer Katalog zu verstehen, sondern vielmehr als Hinweis, das Augenmerk auf das geschilderte Konfliktpotential zu richten.

Eine Längsschnittstudie von Zintl-Wiegand (1992) hat sich mit 64 Frauen zwischen 30 und 45 Jahren beschäftigt, die sowohl prä- als auch postoperativ mit freien Interviews und strukturiertem, quantifizierbarem Instrumentarium befragt wurden. Aus dieser Untersuchung gingen fünf Patientinnengruppen mit unterschiedlichen psychodynamischen Verarbeitungssystem hervor.

— Frauen, bei denen eine starke Ablehnung weiblicher Funktionen zu finden ist: In der Biographie dieser Frauen ist in der Anamnese oft eine extrem frühe Trennung vom Elternhaus mit überstürzter Eheschließung und Schwangerschaft (so als ob keine andere Lösung möglich wäre) zu finden. Sich Weiblichkeit mittels einer Operation zu entledigen, kann als Versuch verstanden werden, endlich Freiheit zu erlangen und auf der sicheren, anerkannten männlichen Seite zu sein. Werden Frauen mit derartiger Vorgeschichte vor der Operation erreicht, kann es im günstigen Fall dazu kommen, die destruktiven Aktionen zu vermeiden und einen Trauerprozess einzuleiten.

— Eine andere Gruppe sind die Frauen, die eine Gebärmutterentfernung unbewusst als wohlverdiente Strafe auffassen – als Strafe für unausgesprochene Ressentiments und Hassgefühle dem Partner gegenüber, projiziert auf den Gynäkologen und auf die

Entledigung der Weiblickeit durch Operation als Versuch, Freiheit zu erlangen

Gebärmutterentfernung unbewusst als wohlverdiente Strafe

Medizin überhaupt – und die sich auf diesem Wege Erleichterung verschaffen. Oder die Operation wird als Strafe für moralisch verwerflich bewertete lustvolle sexuelle Erlebnisse und Phantasien gesehen, die in das Selbstbildnis der Frauen nicht integriert werden können.

— Eine weitere Gruppe fasst den Eingriff unterbewusst als Kastration auf. Sie regredieren und verwandeln sich in furchtsame Kinder, geben ihre Selbstständigkeit auf und verlassen das Haus nur noch an der Hand ihres Mannes. Diese Frauen sprachen sich zwar nach der Hysterektomie zufriedener über ihre Sexualität aus, die ohnehin schon geringe Koitushäufigkeit allerdings war noch weiter zurückgegangen.

— Am verborgensten und am schwierigsten ist das Leid jener Frauen, die ihre Scham und ihre Trauer über den Organverlust sehr sorgfältig hinter einer Reaktionsbildung verstecken. Es sind ausgesprochen brilliante und erfolgreiche Frauen, die ihre Abwehr der Scham und Trauer über den Verlust in einer übermäßigen Weiblichkeit oder Weibchenhaftigkeit zur Schau stellen. Sozusagen als Gegengewicht fühlt sich die Patientin hypersexuell, Eroberungen werden angestrebt und Erfolge in Bezug auf Partnersuche werden demonstriert.

— Eine letzte Gruppe von Frauen, die die Operation ungünstig verarbeiten, liegt mir persönlich besonders am Herzen. Es handelt sich dabei um eine Gruppe, bei der soziodemographische Faktoren eine Rolle spielen. In deren Folge wird vielleicht zu voreilig hysterektomiert, d.h. die Indikation vom behandelnden Arzt wird möglicherweise nicht ganz so streng und sorgfältig gestellt wie bei anderen. Es handelt sich um sozial benachteiligte, unterprivilegierte, oft kinderreiche Frauen. Verschiedentlich wird angenommen, diese seien einer rationalen Erklärung bzw. Aufklärung im medizinischen Routinebetrieb nicht zugänglich. Tatsächlich sehen sie oft selbst ihre weibliche Identität ausschließlich in der Fähigkeit, schwanger zu werden und Kinder zu bekommen, das Einzige, was ihren Selbstwert stabilisiert.

Natürlich haben harte Kriterien wie Alter, Kinderlosigkeit, Partnerschaftssituation und medizinische Indikation bedeutsame prädiktive Aussagekraft. Dennoch ist die oft schwer zu erschließende individuelle Geschichte des weiblichen Entwicklungsweges wichtig und kann unter Umständen einige der anderen Entscheidungskriterien aufwiegen.

So produziert die Hysterektomie immer wieder unzufriedene Patientinnen, andererseits ist aber auch verblüffend, wie wenig Frauen angesichts der großen Operationshäufigkeit über Beschwerden und Beeinträchtigungen psychischer Art klagen oder von sich aus Hilfe suchen.

In der erwähnten Längsschnittuntersuchung von Zintl-Wiegand (1992) ist aufgefallen, dass erstaunlich viele Frauen das Ereignis von sich aus nicht problematisieren, was aber keinesfalls so verstanden werden kann, dass es keine Problematik hätte. Das Problempotential zeigt sich eher in einem informellen Rahmen und kleinen Nebenbemerkungen. Es wäre denkbar, dass beim Thema Hysterektomie ein Schamtabu wirksam wird, in dem Sinne, dass das wahre Ausmaß der Operation zum absoluten Privatbereich gehört und entsprechend geschützt wird. So ist es nicht verwunderlich, dass die meisten Patientinnen auf die Frage, wie es ihnen nach der Entfernung der Gebärmutter gehe, mit einer sozial erwünschten Antwort allen weiteren Nachfragen ausweichen.

In einer neueren quantitativen Studie beschäftigt sich Zintl-Wiegand (1995) mit der Bewältigung der Hysterektomie. Die betroffenen Frauen wurden zu drei verschiedenen Zeitpunkten mittels quantitativer Instrumente befragt.

In der Auswertung wurde in Bezug auf die Bewältigungsarbeit auffällig, dass diese bei einem Drittel der Frauen noch nicht abgeschlossen war. Es fand sich eine traumatische Spätreaktion auf das Hysterektomieereignis. Darauf angesprochen, hatten diese Frauen auch nach drei Jahren den Verlust nicht assimilieren können und keine intrapsychische Arbeit geleistet. Gefühle waren abgespalten, es gab keine subjektive Interpretation oder Auseinandersetzung. So war intrapsychisch ein leerer Raum entstanden und die Probandinnen schienen erstarrt am Endpunkt zu stehen.

Ein weiteres auffälliges Ergebnis war die hohe Rate der sexuellen Dysfunktion, die in dieser Studie nicht weiter interpretiert wurde.

Die Kardinalfragen vor jeder Operation, besonders vor jeder nur relativ indizierten Hysterektomie, sollten sein:

- »Was erwarten Sie von der Operation?«
- »Was sollte nach der Operation besser sein?«

Im Zusammenhang mit der Hysterektomie kann nämlich nur dann von Besserung und Heilung gesprochen werden, wenn präoperativ eine Krankheit empfunden wurde.

Mit diesem Beitrag geht es mir nicht darum, fanatisch für oder gegen Organerhaltung zu argumentieren, sondern das Augenmerk darauf zu werfen, dass der Verlust der Gebärmutter für die Frau keinesfalls ein belangloses Ereignis ist. Eine leichtfertige, gedankenlos gestellte Diagnose sowie ein blinder therapeutischer Aktionismus sind nicht gerechtfertigt.

Literatur

Eicher W (1980) Sexualstörungen als Folge gynäkologischer Erkrankungen und Operationen. In: Eicher W (Hrsg) Sexualmedizin in der Praxis. Ein kurzes Handbuch. Fischer, Stuttgart

Köhler F (1984) Psychologische und soziale Faktoren bei Frauen nach einer Hysterektomie. Diplomarbeit an der Universität Mannheim

Richter K, Pieringer W, Mayer HGK (1976) Psychiatrische Aspekte der Hysterektomie. Wr Klin Wschr 88: 733–737

Slade P, Anderton KJ, Faragher EB (1988) Psychological outpatiens, J. psychosom. Obstet Gynecol 8: 77–94

Strobel E (1992) Komplikationen bei und nach Hysterektomie. Retrospektive Studie mit 5676 Patientinnen – Richtwerte für präoperative Aufklärung. Fortschr. Med 110: 655–658

Wenderlein JM (1975) Einstellung der Frauen zur prophylaktischen Hysterektomie. Geburtsh Frauenheilk 25: 198–202

Zintl-Wiegand A (1992) Das Posthysterektomie-Syndrom, Gynäkologenkontroverse oder Realität? 42. DKPM-Tagung, Jena, unveröffentl. Manuskript

Zintl-Wiegand A (1995) Psychoanalytische Aspekte der Hysterektomie. In: Ringer M, Fennesz U, Springer-Kremser M (Hrsg) Frauen»krankheiten«. Universitätsverlag, Wien

Ätiologie und Pathogenese des Uterus myomatosus

M. Kolben

Leiomyome des Uterus stellen gutartige Tumoren aus glatter Muskulatur und bindegewebigem Anteil dar und gehören zu der Gruppe nichtepithelialer uteriner Tumoren (s. Übersicht). Leiomyome kommen bei Frauen nach dem 30. Lebensjahr in 20–30 % sowie nach dem 50. Lebensjahr in 40 % vor und sind daher die häufigsten uterinen Neoplasien.

Myome zählen zu den häufigsten gynäkologischen Erkrankungen

Klassifikation nichtepithelialer Tumoren des Uterus

- Tumoren glatter Muskelzellen
    - Leiomyom
    - Tumoren unsicheren malignen Potentials
    - Leiomyosarkom
    - Andere Tumoren (metastasierendes Leiomyom, intravenöse Leiomyomatose, diffuse peritoneale Leiomyomatose)
- Endometrielle Stromatumoren
- Adenomatoide Tumoren
- Andere Weichteiltumoren
- Mischtumoren
    - Epithelial
    - Nichtepithelial
    - Endometrielle Stromaglattmuskeltumoren

In Hysterektomiepräparaten werden Myome in bis zu 75 % gefunden. Die Bedeutung des Uterus myomatosus zeigt sich unter anderem darin, dass bei 10 % aller auf gynäkologischen Abteilungen stationär aufgenommenen Patientinnen ein therapiebedürftiger Uterus myomatosus vorliegt. Risikofaktoren für die Myomentstehung zeigt die folgende Übersicht.

> **Risikofaktoren für die Entstehung von Myomen**
> — Risikozunahme
>   — Alter (v. a. bei letzter Schwangerschaft)
>   — Anzahl ausgetragener Schwangerschaften
>   — Hohes Körpergewicht
>   — Schwarzafrikanische Herkunft
> — Risikoabnahme
>   — Ovulationshemmereinnahme
>   — Nikotinkonsum

Myome wachsen unter hormonellem Einfluss (Östrogendominanz)

Die Tatsache, dass bei Frauen schwarzafrikanischer Herkunft eine noch höhere Inzidenz beobachtet wird, weist auf eine genetisch mitbedingte Ursache der Entstehung hin. Ätiologisch spielt eine erhöhte Wachstumspotenz infolge Proliferation eines einzigen Klons glatter Muskelzellen an umschriebener Stelle unter hormonellem Einfluss (Östrogendominanz) eine wichtige Rolle bei der Myomentstehung (Popivanova 1989). Die Ursache dieser Proliferationsneigung ist unbekannt, möglicherweise spielt hierbei eine erhöhte Östrogensensitivität infolge einer Erhöhung der Östrogenrezeptordichte eine Rolle (Tamaya et al. 1985). Da das Wachstum östrogenabhängig ist, gibt es in der Regel keine Myome bei Kindern und auch keine Neuentstehung in der Postmenopause. Dennoch können bereits prämenopausal entstandene Myome gelegentlich in der Postmenopause wachsen. Auch Gestagene können Myome zum Wachstum stimulieren, so dass unter Therapie mit Clomiphen oder in der Schwangerschaft eine rasche Größenzunahme, manchmal mit hämorrhagischer Degeneration, resultieren kann (Rein et al. 1995). Abnorme Karyotypen werden in Myomen in 30–60 % gefunden und betreffen vor allem die Chromosomen 1, 7, 12 und 14. Diejenigen Myome, die chromosomale Veränderungen aufweisen, sind meist deutlich größer als Myome mit einem normalen Chromosomensatz. Bei Myomen ohne chromosomale Aberrationen sind in manchen Fällen Punktmutationen vorhanden. Die Mutationshäufigkeit hängt von der Mitoserate ab, die vor allem von 17β-Östradiol beeinflusst wird.

Verschiedene Faktoren scheinen bei der Pathogenese der Myomentstehung beteiligt zu sein. Meist handelt es sich bei den publizierten Veränderungen der genannten Faktoren jedoch lediglich um Beschreibungen von Vorgängen, die (noch) keine Kausalverknüpfung zulassen (Anania et al. 1997; Fujita 1985; Lessl et al. 1997; Palan et al. 1989; Stewart u. Nowak 1996, 1998; Tiltman 1997; Tommola et al. 1989).

Pathogenese uteriner Myome

— Deregulierung der Expression verschiedener Protoonkogene (z. B. c-fos-Reduktion auf mRNA- und Proteinebene)
— Verminderte Aktivität der »natural killer cells«
— Erniedrigte Betakarotinkonzentration
— Erhöhte Konzentration an »insulin-like growth factor« (IGF)
— Erniedrigte Konzentration an »epidermal growth factor« (EGF)
— Beschleunigter Kollagenmetabolismus

In 95 % finden sich Myome im Bereich des weiblichen Genitaltraktes, in 5 % jedoch außerhalb des Genitalbereiches (z. B. Haut, Gastrointestinaltrakt, Harnblase). Am häufigsten werden Myome im Uterus gefunden; sie sind meist multipel, nur in ca. 1/3 der Fälle ist lediglich ein solitäres Myom vorhanden. Das Erscheinungsbild ist geprägt vom Grad der Degeneration (Hämorrhagie, Nekrose, zystische Degeneration, Kalzifizierung).

Myome können auch außerhalb der Gebärmutter vorkommen

Lokalisation uteriner Myome

— Submukös
— Intramural (häufigste Form)
— Subserös
— Intraligamentär (extraperitoneal)

In 15–20 % haben Frauen mit Uterus myomatosus keinerlei Beschwerden. Blutungsstörungen, die nicht allein durch die mechanische Wirkung der Myome (Behinderung der myometranen Kontraktion), sondern vor allem auch durch eine Dysregulation verschiedener Wachstumsfaktoren verursacht werden, treten in 40–50 % auf. Die in der folgenden Übersicht aufgezeigten Störungen führen zu vaskulären Anomalien mit konsekutiven Blutungsstörungen. Weitere Symptome sind Schmerzen, Obstipation, Pollakisurie, Blasenentleerungsstörungen, Ureterkompression mit konsekutiver Hydronephrose und Fertilitätsstörungen.

> **Wachstumsfaktoren, deren Dysregulation die Ursache von Blutungsstörungen darstellt**
>
> — »Fibroblast growth factor« (FGF)
> — »Vascular endothelial growth factor« (VEGF)
> — »Heparin binding epidermal growth factor« (HBEGF)
> — »Platelet derived growth factor« (PDGF)
> — »Transforming growth factor beta« (TGF-β)
> — »Parathyreoid hormone related protein« (PHRP)
> — Prolaktin (PRL)

Abgrenzung zum Sarkom

Die prognostisch ungünstigste »Komplikation« von Myomen stellt die Entartung zum Leiomyosarkom dar. Die Abgrenzung verschiedener spezifischer Subtypen der Myome vom Sarkom ist oftmals sehr problematisch und bisweilen gekennzeichnet durch fließende Übergänge zwischen benignen und malignen Veränderungen (s. Übersicht). Bei Nachweis von mehr als 10 Mitosen/10 HPF und Zellatypien (Grad I–III) liegt bereits ein Leiomyosarkom vor, bei dem gehäuft auch p53-Mutationen nachgewiesen werden (de Vos et al. 1994). Obwohl Leiomyosarkome nur etwa 1,3 % aller uterinen Malignome darstellen und bei weniger als 1 % aller Frauen mit der klinischen Diagnose eines Uterus myomatosus gefunden werden, ist gerade diese Differentialdiagnose aufgrund der meist sehr schlechten Prognose der Sarkome von großer Bedeutung. Die Fünfjahresüberlebensrate beträgt bei ausschließlichem Befall des Corpus uteri 50–55 %, bei Ausbreitung jenseits des Uteruskorpus 7–12 %. Da Sarkome in 50–75 % als solitäre Tumoren im Uterus vorkommen, sollte jede Patientin, insbesondere vor einer geplanten uteruserhaltenden Operation, auf die Möglichkeit des Vorhandenseins einer malignen Erkrankung hingewiesen werden.

Spezifische Subtypen uteriner Leiomyome

- Zellulär (meist <5 Mitosen/10 HPF)
- Mitotisch aktiv (>5 Mitosen/10 HPF)
- Hämorrhagisch zellulär
- Atypisch (diffus verteilte atypische Zellen)
- Epitheloid
  - Leiomyoblastom
  - Klarzelliges Leiomyom
  - Plexiformes Leiomyom
- Myxoid (manchmal klinisch maligne imponierend, auch wenn die Kriterien für ein Leiomyosarkom nicht erfüllt sind)

Literatur

Anania CA, Stewart EA, Quade BJ, Hill JA, Nowak RA (1997) Expression of fibroblast growth factor receptor in women with leiomyomas and abnormal uterine bleeding. Mol Hum Reprod 3: 685–691

Fujita M (1985) Histological and biochemical studies of collagen in human uterine leiomyomas. Hokkaido Ogaku Zasshi 60: 602–615

Lessl M, Klotzbuecher M, Schoen S, Reles A, Stockemann K, Fuhrmann U (1997) Comparative messenger ribonucleic acid analysis of immediate early genes and sex steroid receptors in human leiomyoma and healthy myometrium. J Clin Endocrinol Metab 82: 2596–2600

Palan PR, Mikhail M, Romney SL (1989) Decreased beta-carotene tissue levels in leiomyomas and cancers of reproductive and nonreproductive organs. Am J Obstet Gynecol 161: 1649–1652

Popivanova P (1989) Progesterone secretion in healthy women and in women with uterine myoma. Akush Ginekol Sofia 28: 54–57

Rein MS, Barbieri RL, Friedman AJ (1995) Progesterone: a critical role in the pathogenesis of uterine myomas. Am J Obstet Gynecol 172: 14–18

Stewart EA, Nowak RA (1996) Leiomyoma-related bleeding: a classic hypothesis updated for the molecular area. Hum Reprod Update 2: 295–306

Stewart EA, Nowak RA (1998) New concepts in the treatment of uterine leiomyomas. Obstet Gynecol 92: 624–627

Tamaya F, Fujimoto J, Okada H (1985) Comparison of cellular levels of steroid receptors in uterine leiomyoma and myometrium. Acta Obstet Gynecol Scand 64: 307–309

Tiltman AJ (1997) Smooth muscle neoplasms of the uterus. Curr Opin Obstet Gynecol 9: 48–51

Tommola P, Pekonen F, Rutanen EM (1989) Binding of epidermal growth factor and insulin-like growth factor I in human myometrium and leiomyomata. Obstet Gynecol 74: 658–662

de Vos S, Wilczynski SP, Fleischhacker M, Koeffler P (1994) p53 alterations in uterine leiomyosarcomas versus leiomyomas. Gynecol Oncol 54: 205–208

Fertilität und Uterus myomatosus

L. Mettler und E. Lehmann-Willenbrock

Einleitung

Myome treten hauptsächlich im reproduktiven Alter auf. Sie bewirken Menstruationsstörungen, Menorrhagien, Anämien, Schmerzen, Drucksymptomatiken und sind oft Ursache von Sterilität, Infertilität sowie Fehlgeburten. Bei solchen Symptomatiken muss eine Myombehandlung berücksichtigt werden (Buttram u. Reiter 1981; Mettler u. Semm 1992; Dubuisson u. Chapron 1996; Ostrzenski 1997). Indikationen zur Myomenukleation sind oft gegeben. Prinzipiell ist die medikamentöse Verkleinerung, die Embolisierung von Arterien, die zu Myomen führen, und die operative Myomenukleation möglich. Speziell nach Entwicklung von entsprechenden Morcellatoren zur Extraktion von enukleierten Myomen ist die endoskopische Myomenukleation heutzutage leicht technisch durchführbar.

Myome können die Fertilität beeinflussen, indem sie den Isthmus der Gebärmutter eindrücken oder die Tubenlumina verschließen. Sie führen auch zu Verdrehungen der uterinen Hülle und verkleinern die Embryoimplantationsflächen. Oft sind sie Ursache von vaskulären und inflammatorischen Veränderungen im Endometrium (Buttram u. Reiter 1981). Die laparoskopische oder laparotomische Myomektomie ist heutzutage sicher und bei zurückgehenden Beschwerden immer einer Hysterektomie vorzuziehen.

Gonadotropin-releasing-Hormonanaloge als Antagonisten, und in letzter Zeit auch als Agonisten, verkleinern Myome und werden von zahlreichen Autoren in der Vorbereitung zur operativen Myomenukleation empfohlen (Mettler et al. 1991; Hamou 1980; Wieacker et al. 1990; Adamson 1992; Cirkel et al. 1992). Hysteroskopische Myomenukleationen werden bei submukösen Myomen partiell auch in Kombination mit Laparoskopie durchgeführt. Aufgrund der Größe von Myomen steht die Laparotomie stets als alternative Methode zur Verfügung; die Hysterektomie ist immer noch die Ultima Ratio. Bei Uteri ohne Vergrößerung mit Menorrhagien steht die Endometriumablation zur Verfügung.

Da viel über endoskopische Myomenukleation berichtet wird, aber wenig über folgende Kinderwunscherfolge oder Misserfolge geschrieben wurde, sind wir in der vorliegenden Arbeit dieser Fragestellung nachgegangen. Das Ziel der Arbeit war die Erstellung von Langzeitresultaten und Schwangerschaften nach Myomektomien per pelviskopiam/laparoskopiam.

Material und Methoden

Patientinnen

In den Jahren 1996 bis 1998 wurden 366 Myomektomien per pelviskopiam/laparoskopiam an der Universitätsfrauenklinik in Kiel durchgeführt. In einem Fragebogen, den 198 Patientinnen zurücksandten, wurden die Patientinnen über ihre subjektiven Erfolge befragt und außerdem die anschließenden entstandenen Schwangerschaften ausgewertet.

Techniken

Gestielte Myome wurden nach Endokoagulation, bipolarer Koagulation oder Setzen einer Ligatur abgeschnitten (□ Abb. 1). Bei subserösen Myomen (□ Abb. 2) wird versucht, nach Spaltung der Kapsel die richtige Myomschicht zu finden, das Myom mit dem Myombohrer festzuhalten und nach weiterem

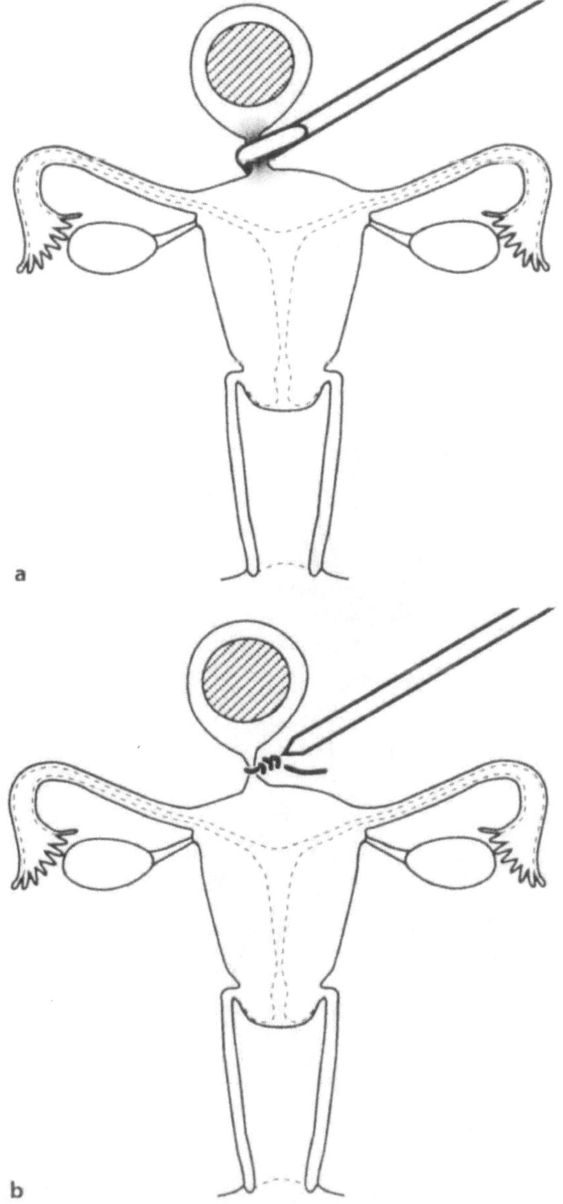

□ **Abb. 1a–c.** Per pelviskopiam erfolgt die Resektion gestielter Myome durch bipolare Koagulation, durch Ligatur oder durch Klammerung mit einem Klammernahtgerät

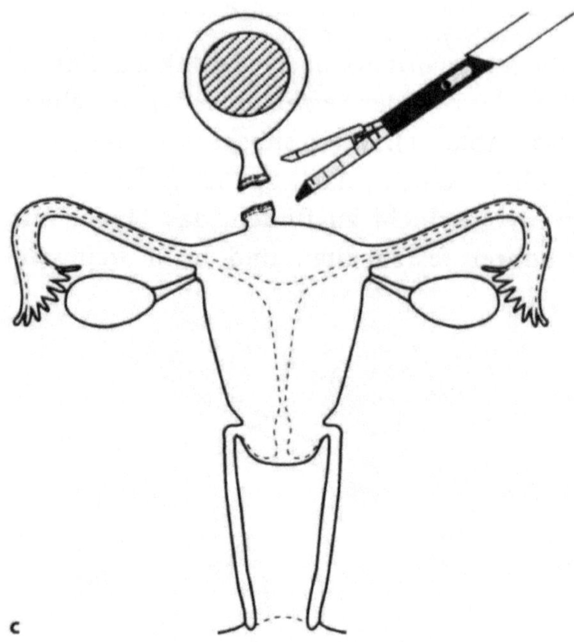

◘ **Abb. 1c**

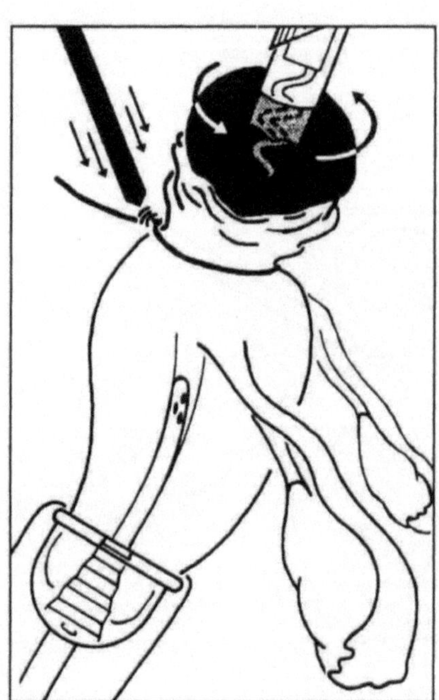

◘ **Abb. 2.** Pelviskopische Enukleation eines subserösen Myoms

Ausschälen des Myoms, einen Faden um die Basis zu legen. Dann ließ sich das Myom in der Regel leicht herausdrehen. Der Verschluss erfolgt durch Adaptation von Wundrändern, Muskulatur und Peritoneum.

Bei intramuralen Myomen ist die Enukleation der Myome bis zu einer Größe von 500–700 g möglich. Solche Myome interferieren mit dem Embryowachstum in der Schwangerschaft und produzieren uterine Blutungen sowie eine Drucksymptomatik auf die Blase und das Rektum. In diesen Fällen sollten sie exidiert werden. Wir gehen dabei folgendermaßen vor (■ Abb. 3):

1. Injektion von 2- bis 3-mal 10 ml einer 1:100 verdünnten Glycylpressinlösung (Vasopressin),
2. Koagulationsstreifen mit dem Punktkoagulator oder der bipolaren Fasszange,
3. Inzision mit der Mikro- oder Makroschere,
4. Myomenukleation mit dem Endokoagulator unter ständigem Druck und Zug des mit dem Myombohrer gefassten Myoms,
5. Endgültige Enukleation und Herausdrehen des Myoma uteri, dabei Koagulation der Spiralarterien,
6. Adaptation der Muskulatur mit tiefgreifenden Nähten (Verschluss des Peritoneums mit möglichst invertierenden Nähten),
7. Myomextraktion nach Morcellation mit dem elektrischen Morcellator (Storz, Wisap; ■ Abb. 4).

Submuköse Myome werden unter hysteroskopischer Sicht mit der Elektroschlinge, dem Laser oder dem Rollerball an der Wand abgetragen und extrahiert.

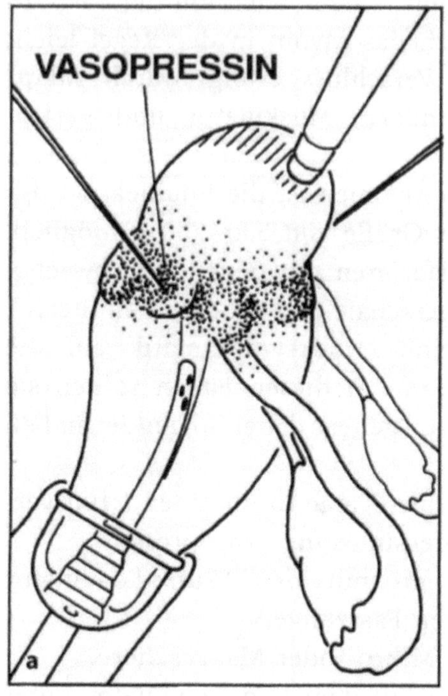

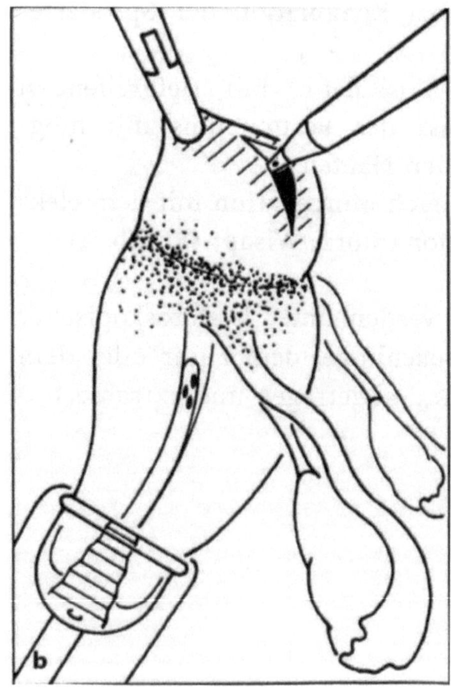

◘ Abb. 3a–d. Die Enukleation eines intramuralen Myoms.
a Injektion von 2 bis 3-mal 10 ml einer 1:100 verdünnten Glycylpressinlösung (Vasopressin). Koagulationsstreifen mit dem Punktkoagulator oder der bipolaren Fasszange. **b** Inzision der Kapsel mit der Mikro- oder Makroschere

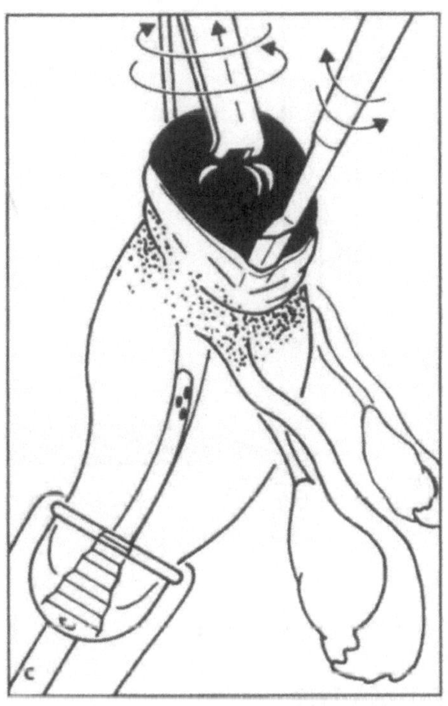

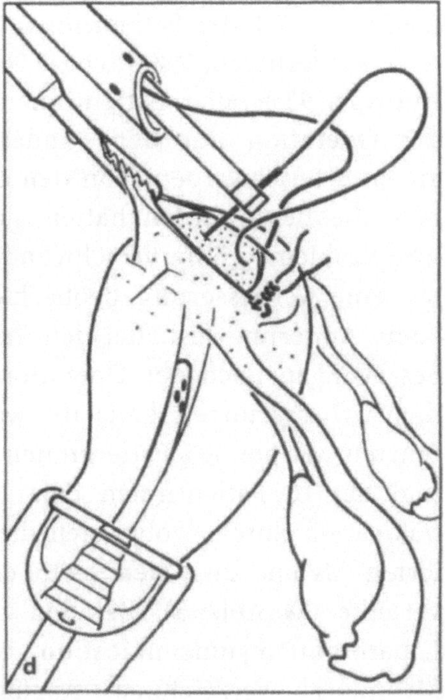

◘ Abb. 3a–d. Die Enukleation eines intramuralen Myoms. **c** Myomenukleation mit dem Endokoagulator unter ständigem Druck und Zug des mit dem Myombohrer gefassten Myoms. Endgültige Enukleation und Herausdrehen des Myoma uteri, dabei Koagulation der Spiralarterien. **d** Adaptation der Muskulatur mit tiefgreifenden Nähten (Verschluss des Peritoneums mit möglichst invertierenden Nähten)

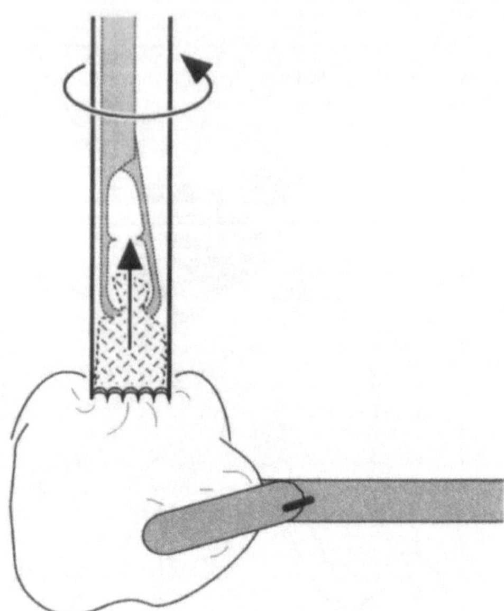

Abb. 4. Myomextraktion nach Morcellation mit dem elektrischen Wellenschiff-Morcellator

Ergebnisse

Hohe Zufriedenheit mit Operation

198 Fragebogen der 366 operierten Patientinnen wurden zurückgesandt und folgende Ergebnisse dokumentiert: 90 % der Patientinnen würden die Behandlung wiederholen, 7 % nicht, 3 % gaben hierzu keine Antwort. 93 % aller Patientinnen hatten als Ursache der Operation nur den Kinderwunsch und keine anderen Beschwerden. Von den 68 % aller Patientinnen, die Beschwerden hatten, gaben 46 % an, dass ihre Probleme völlig verschwunden waren. 95 % hatten eine Verbesserung beobachtet und 9 % stellten keine Änderung fest. Bei den Patientinnen mit Verbesserungen nach der Operation fanden 94 %, dass die Verbesserungen konstant waren. Im Einzelnen führten wir bei 363 Patientinnen eine pelviskopische und bei 16 Patientinnen eine Laparotomiemyomenukleation durch, wobei sich die Größe der enukleierten Myome zwischen 1–15 cm im Durchmesser verteilte (■ Abb. 5). Bei den 16 Patientinnen mit Laparotomiemyomenukleation waren die größten Myome zu verzeichnen. Abzüglich der Zahl der

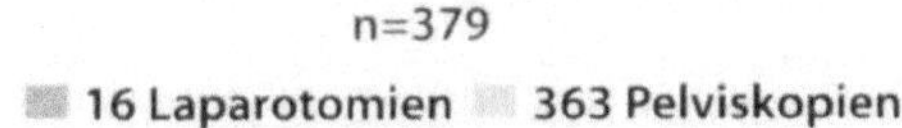
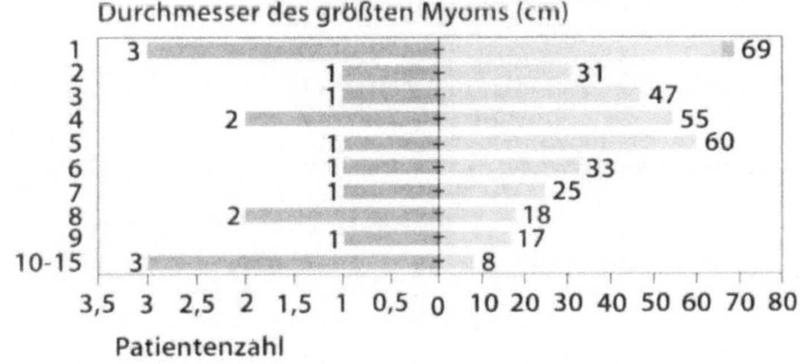

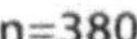

Abb. 5. Myomgrößen zwischen 1–15 cm. Durchmesser bei 16 Laparotomien und 363 Pelviskopien mit Myomenukleationen

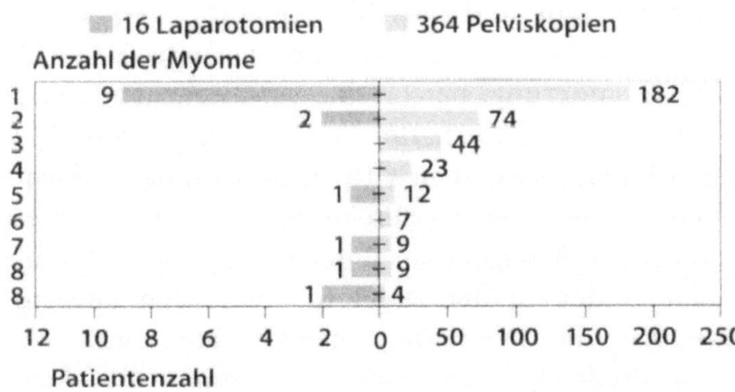

Abb. 6. Zahl der Myome pro Patientin bei 380 Myomenukleationen

gefundenen Myome (**Abb.** 6) fanden sich bei der Mehrzahl der Patientinnen sowohl per laparotomiam als auch per pelviskopiam einzelne Myome, in wenigen Fällen zwei und nur bei zwei Patientinnen per laparotomiam sowie bei vier Patientinnen per laparoskopiam über acht Myome. Die Symptome Metrorrhagie, Hypermenorrhoe, Pollakisurie, Dysmenorrhoe, Dyspareunie, schmerzhafter Stuhlgang, Dysurie und chronische Unterleibsbeschwerden wurden sämtlich in einem Vergleich von vor und nach der Operation als verbessert angegeben (**Abb.** 7).

Von 66 Patientinnen, die nach ihrer Menstruation vor und nach der Myomektomie befragt wurden, gaben 29 eine längere Regelblutung als vorher an,

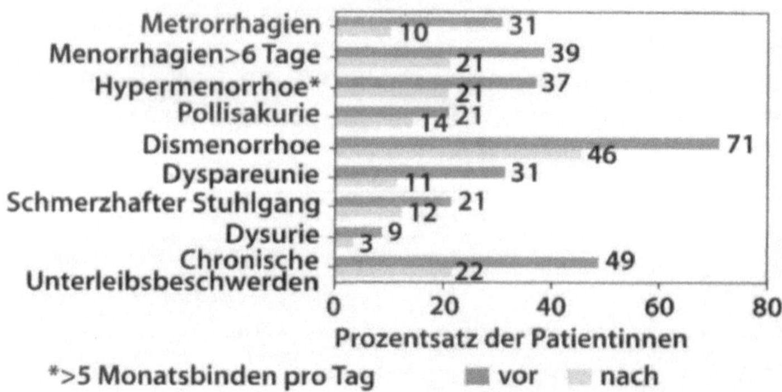

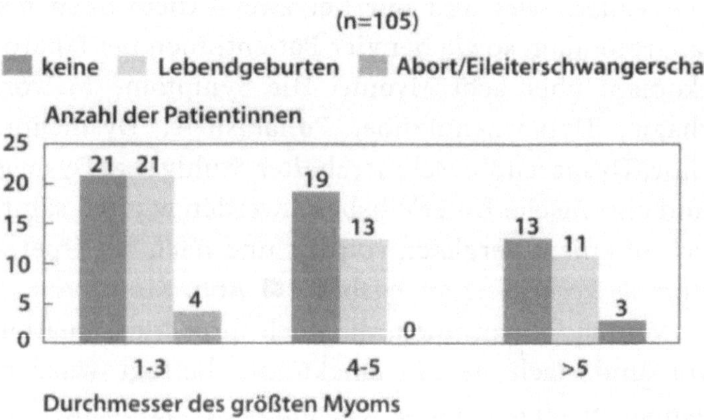

Abb. 7. Begleitsymptome vor und nach 368 Myomektomien

Reoperationsrate ist niedrig

216 fanden keinen Unterschied und 21 berichteten von einer kürzeren Monatsblutung nach der Behandlung. Die Frage nach der subjektiv beurteilten Gesundheit vor und nach der Operation ergab bei 26 Patientinnen eine Verschlechterung, bei 122 keine Veränderung, bei 11 eine vorübergehende und bei 167 eine dauerhafte Verbesserung. Von 232 Patientinnen mussten sich 19 einer sekundären Myomenukleation oder Hysterektomie aufgrund weiter bestehender Beschwerden unterziehen. Diese Operationen fanden in der Regel in den ersten tausend Tagen nach der Operation, seltener später statt.

Die Fragebögen von 105 Patientinnen, die einen Kinderwunsch hatten, wurden speziell ausgewertet. Diese Patientinnen teilten wir in Bezug auf die Größe der Myome wie in **Abb. 8** beschrieben auf. Die meisten Schwangerschaften traten bei den Patien-

Abb. 8. Resultierende Schwangerschaftsraten und Fehlgeburten, aufgegliedert nach Größe der Myome

tinnen mit den kleinsten Myomen auf. In der Gruppe der 1–3 cm großen Myomen kam es 21-mal zur Lebendgeburt und 4-mal zum Abort. In der Gruppe von 4–10 cm großen Myomen kam es 19-mal zu keiner Schwangerschaft, 13-mal zu einer Lebendgeburt und zu keinem Abort. In der Gruppe mit >5 cm großen Myomen kam es in 13 Fällen zu keiner Schwangerschaft, in 11 Fällen zu einer Lebendgeburt und in 3 Fällen zum Abort oder zur Eileiterschwangerschaft. 58 von 105 Patientinnen mit Kinderwunsch wurden schwanger. Der Erfolg der Schwangerschaften ist in ◙ Abb. 9 dargestellt. Es kam dabei zu 27 normalen Vaginalgeburten, 19 Kaiserschnitten, einem eingeleitetem Abort und zu 8 Spontanaborten. In Bezug auf das Geburtsgewicht zeigten nach einer Myombehandlung die 54 Neugeborenen keine Zeichen von Untergewicht. Die Geburtsgewichte betrugen mit Ausnahme einer Frühgeburt zwischen 2500–4500 g, mit einem Punctum maximum bei 3500 g (◙ Abb. 10).

Nach Auswertung der Fragebögen traten bei 394 Patientinnen 84 Schwangerschaften auf. Diese verteilten sich auf folgende Geburtsmuster: 26 Kaiserschnitte, 39 Vaginalgeburten, 3 Eileiter-

Meiste Schwangerschaften bei Patientinnen mit den kleinsten Myomen

Meist ist eine Spontangeburt möglich

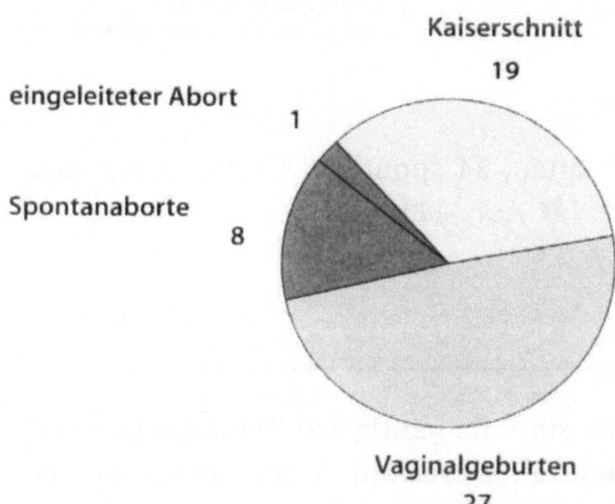

◙ **Abb. 9.** Geburtserfolge nach Myomenukleationen

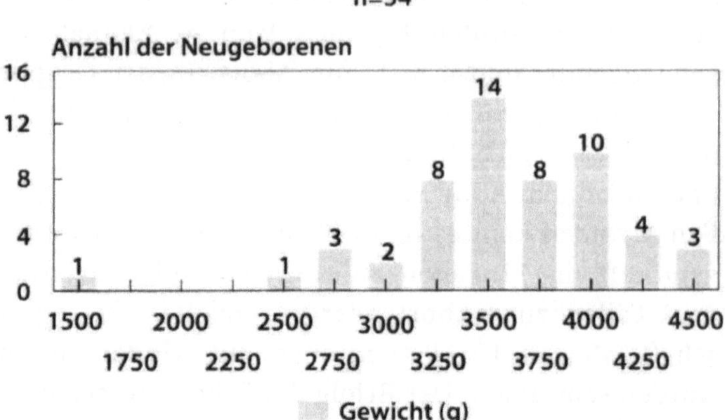

◘ Abb. 10. Geburtsgewichte von 54 Neugeborenen nach Myomektomien der Mütter

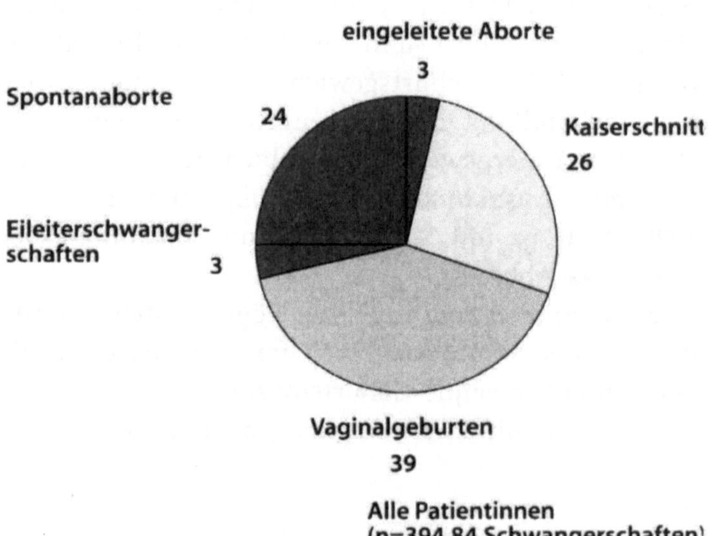

◘ Abb. 11. Geburtsarten aller Schwangerschaften nach Myomektomien

schwangerschaften, 24 spontane Aborte und 3 induzierte Aborte (◘ Abb. 11).

Diskussion

Uterusmyome sind die häufigsten Tumoren des weiblichen Genitaltrakts. Sowohl Smith 1990 als auch Mettler u. Semm (1992) sowie Dubuisson u. Chapron (1996) bezeichnen die Myomenukleation als eine der Hauptindikationen der Reproduktionschirurgie. Da

Myome oft asymptomatisch sind, wird die Frage ihrer Enukleation als Nebenbefund bei anderen Operationen im Rahmen der Reproduktionschirurgie immer wieder erörtert. Die Enukleation von Myomen bewirkt in vielen Fällen auch eine Reduktion der Hysterektomien. Das Ziel der minimal-invasiven Chirurgie, wie sie die Laparoskopie uns anbietet, ist es, der Patientin die Organerhaltung anzubieten. Postoperative Nebenbefunde wie Adhäsionen, Darmkomplikationen und chronische Unterleibsbeschwerden treten nach laparoskopischer Myomenukleation seltener auf als nach Laparotomie (D'Addato et al. 1992; Friedman et al. 1990; Starks 1988; Mais et al 1996). Selbst wenn das Cavum uteri eröffnet wird und schonend verschlossen werden kann, bewirkt die schichtweise gute Adaptation der Uterusmuskulatur einen festen Verschluss der Uteruswand. Alle Patientinnen sollten darauf hingewiesen werden, dass sie beim Eintreten einer Schwangerschaft nach extensiver Myomenukleation immer den Geburtshelfer über diesen Vorbefund informieren müssen, damit eine sorgfältigere Schwangerschaftsüberwachung ablaufen kann. Vereinzelte Uterusrupturen nach pelviskopischen und Lapaorotomiemyomenukleationen sind in der Literatur beschrieben.

Unter 482 Patientinnen mit Myomenukleationen, die bei uns in den Jahren 1994–96 ausgewertet wurden, gab es einen Fall von Uterusruptur bei einer Patientin, die zweimal eine Myomenukleation an der Uterushinterwand mit jeweils einem Myom >5 cm hatte. Die Komplikation wurde rechtzeitig erkannt und die Patientin entsprechend einem Kaiserschnitt unterzogen. Bei diesen 482 Fällen (Mettler u. Ibrahim 1997) war histologisch einmal ein Sarkom aufgefallen, wobei es sich um eine Sterilitätspatientin handelte. Die Patientin verweigerte damals die Uterusextirpation und bis heute sind keine Metastasen aufgetreten.

Schwangerschaftsraten nach Myomenukleationen werden von Buttram u. Reiter (1981), Starks (1988)

Komplikationen nach laparoskopischer Myomenukleation sind selten

und anderen immer zwischen 50–62,5 % angegeben. Buttram u. Reiter beschrieben den Erfolg der Myomenukleation in Relation zur Größe der Myome und der Operationszeit. Natürlich ist der Erfolg der Operation auch von der Lokalisation des Myoms abhängig. Die bei unseren 105 Patientinnen gefundene Schwangerschaftsrate von über 50 % zeigt deutlich, dass bei sauberer Vordiagnostik und Operation eine Myomenukleation heute eine Chance für die Patientin darstellt, postoperativ ein gesundes Kind auszutragen und ihren Uterus zu erhalten. Die limitierende Größe stellen die Myome selbst dar. Ihre Lokalisation und ihr Durchmesser bestimmen letztlich den operativen Eingriff. Eine Laparotomie zur Myomenukleation wird auch bei uns immer wieder durchgeführt und ist bei großen Myomen nicht wegzudenken. Eine pelviskopische Myomenukleation ist eine chirurgisch leicht durchzuführende Operation, wenn sie in der richtigen Schicht vorgenommen wird. Die Gn-RH-Analog- oder Agonistenvorbehandlung steht weiter in Zentrum der Diskussion und wird bei großen Myomen bei Frauen mit Kinderwunsch von uns immer angeraten. Der Zeitpunkt der Myomenukleation sollte bei einer Gn-RH-Analogdepotbehandlung frühestens sechs Wochen nach der letzten Injektion durchgeführt werden, da eine geringe Östrogenwirkung die Schichten besser erkennen lässt (Mettler et al. 1991).

Literatur

Adamson GD (1992) Treatment of uterine fibroids: current findings with gonadotropin-releasing hormone agonists. Am J Obstet Gynecol 166 (2): 756–761

Buttram VC, Reiter RC (1981) Uterine leiomyomata: etiology, symptomatology and management. Fertil Steril 36: 433–439

Cirkel U, Ochs H, Schneider H et al. (1992) Experience with leuprorelin acetate depot in the treatment of fibroids: A German multicentre study. Clin Ther 14 (Suppl A): 37–50

D'Addato F, Repinto A, Andreoli C (1992) Presurgical treatment of uterine myomas with LH-RH agonists. Clin Exp Obstet Gynecol 19 (1): 45–50

Dubuisson JB, Chapron C (1996) Uterine fibroids: place and modalities of laparoscopic treatment. Eur J Obstet Gynecol Reprod Biol 65 (1): 91–94

Dubuisson JB, Chapron C, Chavet X, Gregorakis SS (1996) Fertility after laparoscopic myomectomy of large intramural myomas: preliminary results. Hum Reprod 11 (3): 518–522

Friedman AJ, Lobel SM, Rein MS, Barbieri RL (1990) Efficacy and safety considerations in women with uterine leiomyomas treated with gonadotropin releasing hormone agonists: the estrogen threshold hypothesis. Am J Obstet Gynecol 163 (4): 1114–1119

Hamou JE (1980) Microhysteroscopie, une nouvelle technique en endoscopie, ses applications. Acta Endoscopica 10: 415–422

Mais V, Ajossa S, Guerriero S, Mascia M, Solla E, Melis GB (1996) Laparoscopic versus abdominal myomectomy: a prospective, randomized trial to evaluate benefits in early outcome. Am J Obstet Gynecol 175 (1): 238

Mettler L, Semm K (1992) Pelviscopic uterine surgery. Surg Endosc 6: 23–31

Mettler L, Steinmüller H, Schachner-Wunschmann E (1991) Experience with a depot GnRH agonist (Zoladex) in the treatment of genital endometriosis. Hum Reprod 6 (5): 694–698

Ostrzenski A (1997) A new laparoscopic myomectomy technique for intramural fibroids penetrating the uterine cavity. Eur J Obstet Gynecol Reprod Biol 74 (2): 189–193

Smith DC, Uhlir JK (1990) Myomectomy as a reproductive procedure. Am J Obstet Gynecol 162: 1476–1480

Starks GC (1988) CO2 laser myomectomy in an infertile population. J Reprod Med 3: 184–189

Wieacker P, Geisthovel F, Adelberger V, Breckwoldt M (1990) GnRH-analogs in the therapy of uterine myomatosus. Ther Umsch 47 (12): 951–957

Schwangerschaft und Myome

J. F. H. Gauwerky und G. Bickel-Weihrauch

Einleitung

Myome des Uterus sind die häufigsten Tumoren im kleinen Becken der Frau. Ihre Inzidenz schwankt je nach Alter und Untersuchungsmethode zwischen 20 und 50 %. Die Häufigkeit nimmt mit einem Alter ab 30 Jahren zu. Die Indikation zur organerhaltenden Myomoperation ist gerade bei diesen jungen Patientinnen gegeben. Das mittlere Alter von Patientinnen mit Myomenukleation liegt in unterschiedlichen Serien um die 40 Jahre (Kolmorgen 2001). Ungefähr 60 % dieser Patientinnen haben aktuell oder später Kinderwunsch. Vor diesem Hintergrund sind drei Fragen klinisch relevant:

- Welchen Einfluss haben die Myome auf die Fertilität?
- Wie beeinflussen Myome den Schwangerschaftsverlauf?
- Welche Risiken sind nach einer Myomenukleation bei folgenden Schwangerschaften zu berücksichtigen?

Der erste Punkt wurde im Kap. 2 eingehend abgehandelt. Die anderen Aspekte sollen im Folgenden diskutiert werden.

Myombedingte Komplikationen in der Schwangerschaft

Die Prävalenz von Myomen in der Schwangerschaft liegt zwischen 0,5 % und 2,1 % (Bardeguez 1990). Die allgemeine Annahme, dass Myome in der Schwangerschaft wachsen, kann in sonographisch kontrollierten Studien so nicht bestätigt werden (Muram et al. 1980; Winer et al. 1983; Lev-Toaff et al. 1987). Sofern ein Wachstum in seltenen Fällen eintritt, erfolgt es im ersten Drittel der Schwangerschaft (Rosati 1995). Ein späteres Wachstum ist eher ungewöhnlich und sollte Anlass zur weitergehenden Diagnostik sein. Verschiedene Studien (Kommoss et al. 1993; Hillemanns u. Kommoss 1994; Aydeniz et al. 1998) weisen auf ein erhöhtes Risiko bei Schwangerschaften mit Leiomyomen des Uterus hin. Vor allem bei Myomen mit einer Größe vom 5–8 cm werden erhöhte Komplikationsraten in der Schwangerschaft und während der intra- sowie postpartalen Phase beschrieben. In den letzten Jahren wurden jedoch zunehmend Studienergebnisse veröffentlicht, bei denen lediglich 10–15 % myombedingte Komplikationen in der Schwangerschaft beobachtet wurden (Döring u. Lärm 1987). In der von Döring u. Lärm erhobenen Analyse war der Schwangerschaftsverlauf bei 2/3 aller Patientinnen unauffällig. Die Arbeitsgruppe von Davis et al. (1990) fand bezüglich Schwangerschaftsverlauf keine signifikanten Unterschiede im Vergleich zu Schwangerschaften ohne Leiomyome.

Mögliche myombedingte Komplikationen in der Schwangerschaft und während der intra- bzw. postpartalen Phase sind:

— *Fehlgeburten* sind mit einer Frequenz von etwa 15 % bevorzugt bei myomatösen Kavumveränderungen zu erwarten.

- *Frühgeburten* treten bei stärkeren tumorösen Organveränderungen in etwa 15 % der Graviditäten auf. Ergebnisse der Heidelberger Studie von Aydeniz et al. (1998) legen nahe, dass subserös bzw. intramural gelegene Myome für den Schwangerschaftsverlauf kein erhöhtes Risiko darstellen. Submuköse Myome scheinen jedoch das Risiko für eine fetale Retardierung, eine vorzeitige Plazentalösung bzw. eine Lageanomalie (s. unten) zu erhöhen.

Submuköse Myome erhöhen offensichtlich das Risiko für fetale Retardierung, vorzeitige Plazentalösung bzw. Lageanomalie

- *Geburtsmechanische Regelwidrigkeiten* sind in Form der Beckenendlage oder Querlage bei Formveränderungen des Cavum uteri, aber auch in Form eines Geburtshindernisses bei tiefer Lokalisation zu erwarten. Dieses gilt insbesondere für große Myome über 8 cm im Durchmesser (Döring u. Lärm 1987).
- *Myomschmerzen* können zur Fehldiagnose einer möglichen Frühgeburt führen.
- *Probleme im Wochenbett*: Am häufigsten sind Blutungen und Fieber. Die rasche Abnahme der uterinen Blutzirkulation kann zur Nekrose der nun nicht mehr ausreichend versorgten Myomknoten mit entzündlichen Veränderungen am Serosaüberzug führen. Dies kann peritoneale Reizerscheinungen, Schmerzen und Fieber sowie Verklebungen mit dem Netz und den Nachbarorganen zur Folge haben. Tief sitzende Myome können den Lochialfluss behindern, wodurch sich evtl. eine Endomyometritis mit den gleichen Symptomen entwickeln kann.

Zusammenfassend stellen Myome ein erhöhtes Risiko für den Schwangerschaftsverlauf und die intra- bzw. postpartale Phase dar. Allerdings verlaufen etwa 2/3 aller Schwangerschaften mit Myomen völlig komplikationslos. Eine intensivierte Schwangerenvorsorge, intra- und postpartale Überwachung muss den möglichen Risiken Rechnung tragen.

Komplikationen in Schwangerschaften nach Myomeukleation

Von den denkbaren Komplikationen in der Schwangerschaft erscheint die Gefahr der Uterusruptur am bedrohlichsten. Uterusrupturen nach operativen Eingriffen an der Gebärmutter sind schon immer Gegenstand der Diskussion um das klinische Management folgender Schwangerschaften gewesen. Dieses betrifft Korrekturen bei Fehlbildungen (Metroplastik), Kaiserschnittentbindungen und auch die Myomenukleation. Uterusrupturen nach Myomenukleation sind nach Laparotomie schon frühzeitig beschrieben worden und eher selten (Rubin 1941; Shapiro u. Arida 1985; Golan et al. 1990; Georgakopoulos u. Bersis 1981). In einer Studie an 100 schwangeren Patientinnen wird das Risiko einer spontanen Uterusruptur nach laparoskopischer Myomenukleation von Dubuisson et al. (2000) mit 1 % beziffert. In ◘ Tabelle 1 sind die publizierten Fälle der Uterusruptur nach laparoskopischer Myomenukleation zusammengestellt. Sie traten bei den jeweiligen Autoren eher in der Lernphase der endoskopischen Technik auf. Bemerkenswert ist, dass sie ausnahmslos am wehenlosen Uterus zwischen der 28. und 34 Schwangerschaftswoche vorkamen. In einer vergleichenden Studie von Seracchioli et al. (2000) wurde kein Unterschied zwischen der Myomenukleation mittels Laparotomie (n=65) und Laparoskopie (n=66) hinsicht-

Rupturrisiko ist niedrig

◘ **Tabelle 1.** Uterusrupturen nach laparoskopischer Myomenukleation

Autor (Jahr)	Myom (Typ/Größe in cm/Lage)	Gestationsalter	Nahtverschluss	Kavumeröffnung
Pelosi u. Pelosi 1997	S/5/Fundus	33	Nein	Nein
Friedmann et al. 1996	I/5/Fundus	28	?	Ja
Mecke et al. 1995	I/?/Fundus	30	?	Ja
Dubuisson et al. 1995	I/3/HW	32	Ja	Nein
Harris 1992	?/3/HW	34	Oberflächlich	?

S subserös, *I* intramural, *HW* Hinterwand.

lich Schwangerschaftsrate, Abortrate, Frühgeburtlichkeit und der operativen Entbindungsfrequenz gefunden. Rupturen traten in beiden Kollektiven nicht auf. Das offensichtlich niedrige Rupturrisiko (Mecke et al. 1995) hängt von der Elastizität und der Widerstandsfähigkeit der Uteruswandung in der Schwangerschaft und unter der Geburt ab und wird somit unter anderem von folgenden Faktoren bestimmt, die die Qualität und Quantität der Narbenbildung in der Uterusmuskulatur beeinflussen:

— Größe des Myoms,
— Anzahl der entfernten Myome,
— Lage des Myoms/der Myome,
— Enukleationstechnik und Technik des Wundverschlusses,
— Komplikationen (intramyometranes Hämatom, Infektion).

Kleine Myome hinterlassen geringe Narbenbildung und damit nur eine geringe Veränderung der Wandarchitektur. Quantitative Untersuchungen zu diesem Faktor liegen nicht vor. Die Größe der Myome muss in Relation zur Größe der Gebärmutter gesehen werden. Narbenbildungen werden offensichtlich dann relevant, wenn ihre Größe die Hälfte der Größe des Gebärmutterkörpers übersteigt. Bei einer mittleren Länge des Corpus uteri von 6–7 cm bedeutet dies, dass Myome über 3 cm im Durchmesser geburtsrelevante Narben hinterlassen. Durch Addition von mehreren kleinen Narben, also bei Entfernung von mehreren Myomen, kann somit eine Narbenstruktur entstehen, die der Narbe eines einzelnen, aber deutlich größeren Myoms entspricht. Es könnte sogar sein, dass kleine, auf den Gebärmutterkörper verteilte Narben funktionell wertiger sind als eine einzige große Narbe an einer Stelle der Gebärmutter.

Einsichtig ist die Bedeutung der Lage des entfernten Myoms. Gestielte Myome (◼ Abb. 12, 13) können des Rupturrisiko nicht erhöhen, da die Wandung der Gebärmutter nach deren Entfernung unversehrt ist.

Bedeutung der Lage des entfernten Myoms

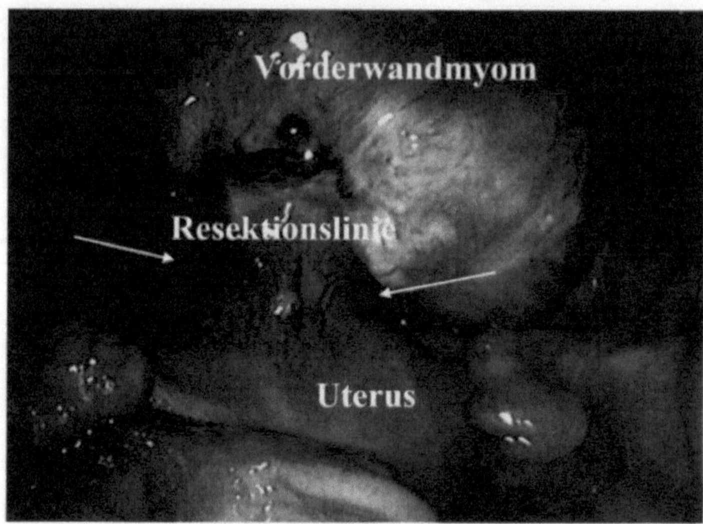

Abb. 12. An der Vorderwand gestieltes Myom

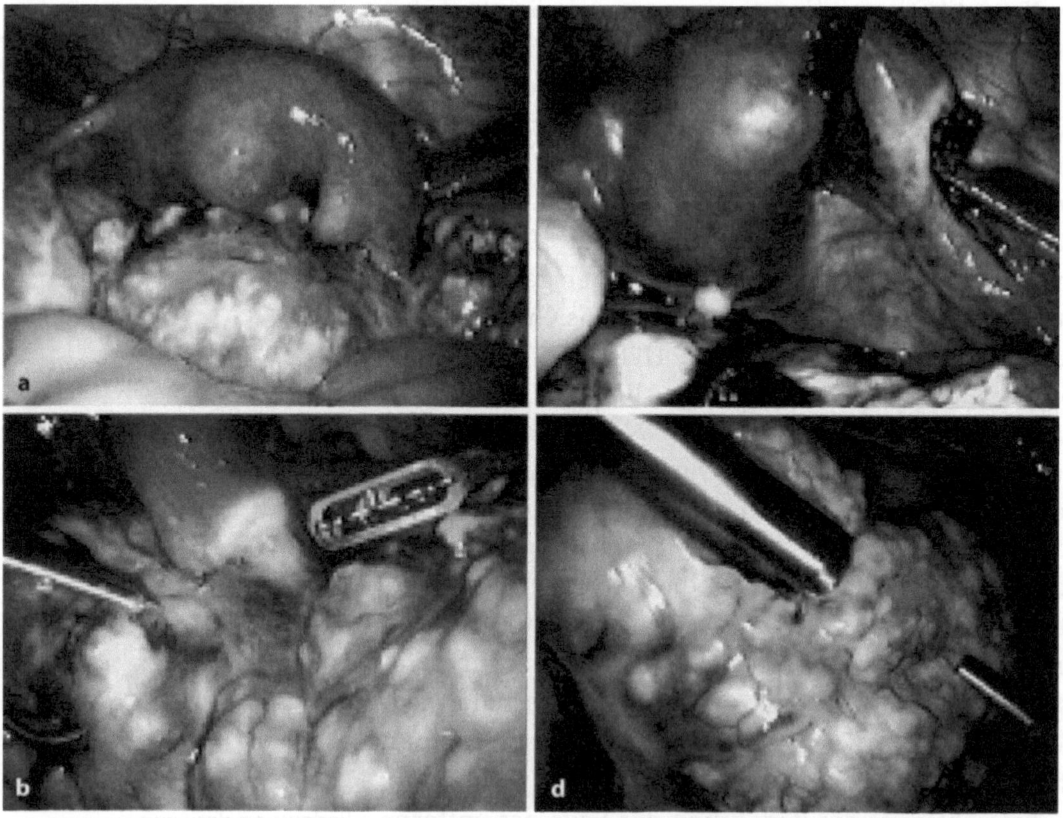

Abb. 13. a An der rechten Funduskante gestieltes Myom. **b** Abtragung nach Bikoagulation des Stieles. **c** Nach Entfernung ist die Wandung intakt, das Rupturrisiko operationsbedingt nicht erhöht. **d** Morcellieren des Myoms

Das gilt für alle Arten von gestielten Myomen, d. h. für subseröse, submuköse und intraligamentäre Myome. Tiefe, die ganze Wand durchsetzende Myome führen andererseits zu einer Narbenbildung, die alle Wandschichten betrifft. Das Rupturrisiko ist dadurch deutlich höher. Inwiefern die Eröffnung der Gebärmutterhöhle bei einer Myomenukleation per se eine Bedeutung hat, ist unklar. In den fünf publizierten Fällen der Uterusruptur nach laparoskopischer Myomenukleation (s. ◼ Tabelle 1) wurde nur in zwei Fällen das Kavum eröffnet. Schlussendlich wird auch bei einem Kaiserschnitt die Gebärmutterhöhle eröffnet, ohne dass daraus ein zwingender Grund zum erneuten Kaiserschnitt bei einer folgenden Schwangerschaft gefolgert wird.

Für exakte Analysen dieses Faktors in Studien sollten die Myome wie folgt klassifiziert werden:
– gestielt (subscrös, submukös, intraligamentär),
– >50 % intramural (subserös, submukös),
– <50 % intramural (sunserös, submukös),
– transmural.

Wichtig ist die präoperative Beurteilung der nicht-betroffenen Wandstärke, d. h. bei subserösen Myomen der Abstand zum Cavum uteri und bei submukösen Myomen der Abstand zur Uterusoberfläche (◼ Abb. 14).

Nach Einführung endoskopischer Techniken zur Myomenukleation wurde verständlicherweise auch die Frage nach der Qualität und Sicherheit dieser Techniken gestellt.

Die Probleme der endoskopischen Technik im Vergleich zur Laparotomie zeigt ◼ Abb. 15. Sie betreffen in erster Linie den Wundverschluss und die Blutstillung. Die Bergung war früher ein Problem, das heute mit den modernen Morcellatoren weitgehend gelöst ist (◼ Abb. 13d, Abb. 16). Bei einer offenen Technik wird die Blutstillung gleichzeitig mit dem zügigen Wundverschluss erreicht (◼ Abb. 17). Die endoskopische Präparation erfordert hingegen eine

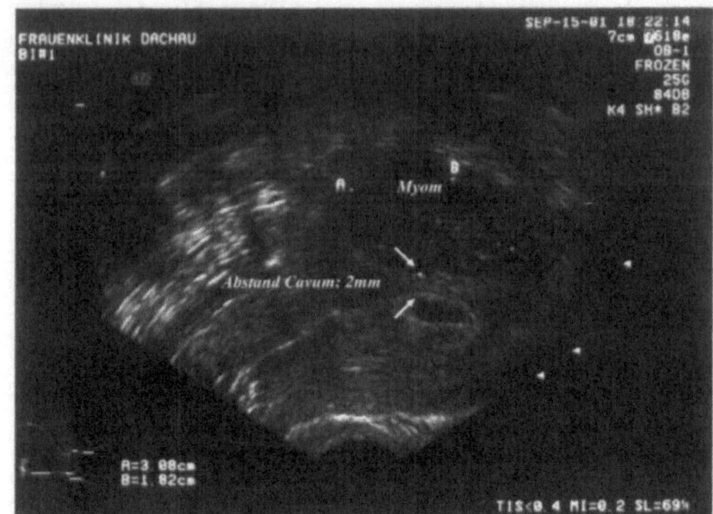

Abb. 14. Sonographisches Bild eines subserösen Myoms. Der Abstand zum Cavum uteri beträgt 2 mm bei einer korrespondierenden Wandstärke von ca. 1 cm

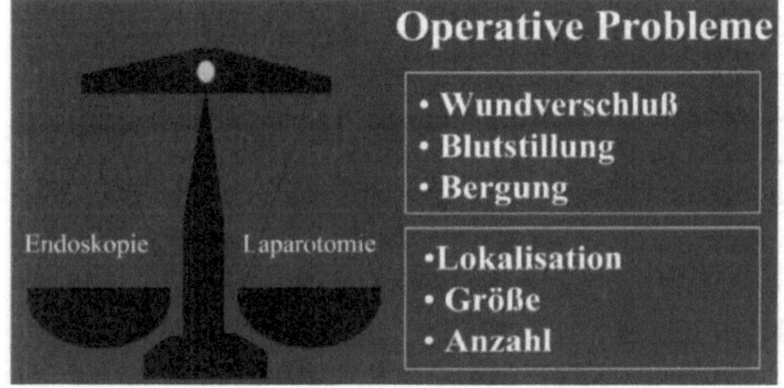

Abb. 15. Probleme der endoskopischen Myomenukleation im Vergleich zur offenen Technik

Unkontrollierte Anwendung von Strom vermeiden

prospektive Blutstillung, um bei eingeschränktem Gesichtsfeld und verminderter Interventionsfähigkeit die Übersicht nicht zu verlieren. Die großzügige und unkontrollierte Anwendung von Strom zur Blutstillung wird daher als ein Faktor gesehen, der die Wandung zusätzlich schädigt und das Rupturrisiko erhöht. Wir setzen daher großzügig vasoaktive Substanzen ein, die vor der Myomenukleation in den Uterus instilliert werden und die die Übersicht bei und nach der Enukleation verbessern. Die endoskopischen Techniken zur Myomenukleation sind nur dann gerechtfertigt, wenn der Wundverschluss in gleicher Weise wie bei einer Laparotomie suffizient

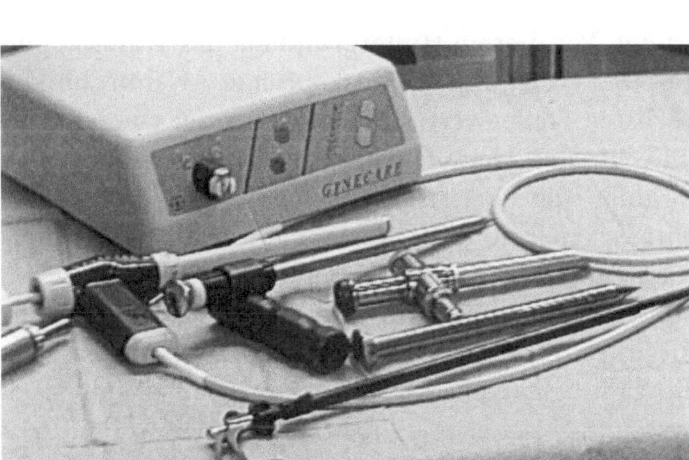

□ Abb. 16. Handelsübliche Morcellatoren

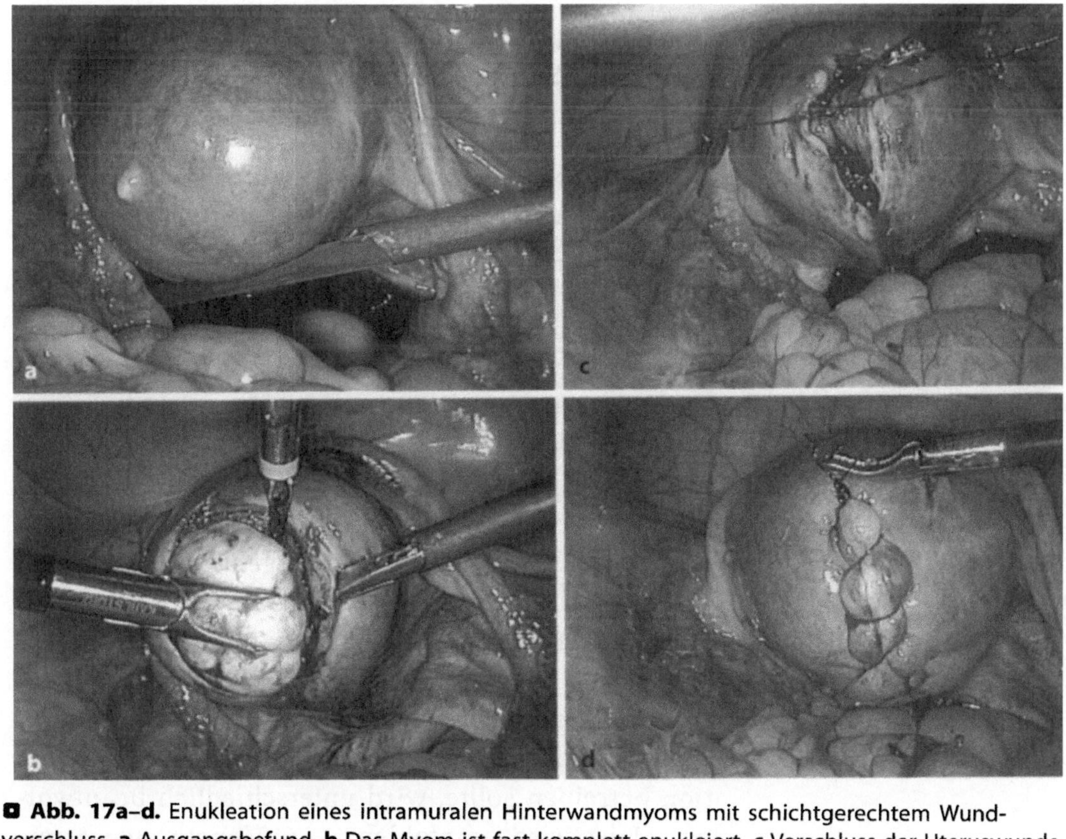

□ Abb. 17a–d. Enukleation eines intramuralen Hinterwandmyoms mit schichtgerechtem Wundverschluss. **a** Ausgangsbefund. **b** Das Myom ist fast komplett enukleiert. **c** Verschluss der Uteruswunde in zwei Schichten. Tiefe EKN werden gelegt. **d** Abschluss mit einer 2/0-PDS-Naht, fortlaufend

erfolgt. Vor diesem Hintergrund hat das Training und die Beherrschung endoskopischer Nahttechniken höchsten Stellenwert. Entgegen anderen Operateuren sind wir der Meinung, dass die endoskopische Versorgung der Uteruswunde heute gleich gut wie mittels Laparotomie erfolgen kann. Daraus resultiert auch unserer hoher Anteil von endoskopischen Myomenukleationen im Vergleich zur offenen Versorgung (95 % vs. 5 %). Ein ungelöstes Problem ist die Unmöglichkeit der Versorgung der Wunde nach hysteroskopischer Myomabtragung. Dieses hat zur Folge, dass die hysteroskopische Abtragung tiefer intramyometral gelegener Myome (>50 %) kritisch gesehen werden sollte. Sie ist technisch schwierig und hinterlässt eine undefinierte Veränderung der Wandarchitektur.

Management von Schwangerschaften nach Myomenukleation

Komplikationen nach Myomenukleation sind in der Schwangerschaft selten (s. oben). Daraus resultiert, dass keine quantifizierbaren Daten vorliegen, die ein bestimmtes Management nachvollziehbar belegen. Jeder hat in seiner Klinik oder von seinem Lehrer Leitlinien übernommen, die durchaus subjektiv sind. Eine intensivierte und »wache« Schwangerenvorsorge sollte o.g. Komplikationsmöglichkeiten berücksichtigen. Dieses gilt insbesondere im letzten Trimenon, wenn es um die rechtzeitige Erfassung einer drohenden Uterusruptur geht, die auch am wehenlosen Uterus erfolgen kann. Eine intensive Aufklärung der Patientin ist diesbezüglich unumgänglich.

Auch die Frage, wie lange eine Frau mit Kinderwunsch nach der Myomenukleation eine Kontrazeption betreiben sollte, wird unterschiedlich beantwortet. Meist wird empfohlen, 3–6 Monate zu warten, obwohl es dafür keine sicheren Daten gibt. Argumentiert wird mit der Wundheilung, die mindestens sechs Wochen benötigt, damit die Narbe fest ist. Andererseits gibt es Fallberichte über Myomenukleationen am (retrospektiv) schwangeren Uterus ohne jegliche Probleme für den weiteren Schwangerschaftsverlauf. Auch bei tubenchirurgischen Eingriffen war dieses lange Zeit ein Diskussionspunkt. Heute sind wir der Meinung, dass eine Wartezeit nicht gerechtfertigt ist, sondern Patientinnen nach unkomplizierten Myomenukleationen ohne intrauterinen Eingriff sofort versuchen können, schwanger zu werden. Hingegen sollten alle komplizierten Fälle mit Entfernung multipler Myome, Kavumeröffnung oder hysteroskοpischer Myomabtragung über drei Monate eine postoperative Kontrazeption betreiben.

Patientinnen nach unkomplizierten Myomenukleationen können sofort schwanger werden

Zur Frage der Sektio nach Myomenukleation gelten grundsätzlich gleiche Regeln wie nach einem vorangegangenen Kaiserschnitt. Grundsätzlich kann eine Spontangeburt angestrebt werden (Verkauf 1992). Eine elektive Sektio ist indiziert bei Enukleation sehr großer Myome, multiplen Inzisionen, bei zweifelhafter Versorgung der Hysterotomiewunde oder postoperativen Komplikationen (Hämatom, Infektion). In der Studie von Dubuisson et al. (2000) haben 58 % aller Frauen nach Myomenukleation vaginal entbunden (36 % spontan, 22 % Forzeps). Die Indikation zur primären Sektio wurde bei 28 %, zur sekundären Sektio bei weiteren 14 % der Fälle gestellt. Sofern eine elektive Sektio geplant ist, sollte sie zwei Wochen vor dem berechneten Geburtstermin erfolgen. Man kann also davon ausgehen, dass auch bei sorgfältiger Abwägung bei 3/4 aller Patientinnen eine vaginale Entbindung angestrebt werden kann. Versuche, die Qualität der Narbenbildung antenatal zu bestimmen und daraus den Entbindungsmodus abzuleiten, sind bisher unbefriedigend. Möglicherweise können NMR-Untersuchungen (Ito et al. 1998) diesbezüglich weiterhelfen. Vorerst jedoch wird die Entscheidung weiterhin von klinischen, häufig subjektiven Parametern getragen.

Elektive Sektio

Literatur

Aydeniz B, Wallwiener D, Kocer C, Grischke EM, Diel IJ, Sohn C, Bastert G (1998) Der Stellenwert myombedingter Komplikationen in der Schwangerschaft. Z Geburtshilfe Neonatol 202(4): 154–158

Bardeguez AD (1990) Uterine leiomyomas in pregnancy. Clinical consultations. Obstet Gynecol 2: 53–57

Davis JL, Ray-Mazunder S, Hobel CJ, Baley K, Sassoon D (1990) Uterine leiomyomas in pregnancy. Obstet Gynecol 75: 41–44

Döring u. Lärm (1987) Konservatives Vorgehen bei 64 schwangeren Myomträgerinnen, Verlauf von Schwangerschaft, Geburt und Wochenbett. Geburtshilfe Frauenheilkd 47: 26–29

Dubuisson JB, Chavet X, Chapron C (1995) Uterine rupture during pregnancy after laparoscopic myomectomy. Hum Reprod 10: 1475–1477

Dubuisson JB, Fauconnier A, Deffarges JV, Norgaard C, Kreiker G, Chapron C (2000) Pregnancy outcome and deliveries following laparoscopic myomectomy. Hum Reprod 15(4): 869–873

Friedmann W, Maier RF, Luttkus A (1996) Uterine rupture after laparoscopic myomectomy. Acta Obstet Gynecol Scand 75: 683–684

Georgakopoulos PA, Bersis G (1981) Sigmoido-uterine rupture in pregnancy after multiple myomecromy. Int Surg 66: 367–368

Golan D, Aharoni A, Gonen R, Boss Y, Sharf M (1990) Early spontaneous rupture of the postmyomectomy gravid uterus. Int J Gynaecol Obstet 31:167–170

Harris WJ (1992) Uterine dehiscence following laparoscopic myomectomy. Obstet Gynecol80: 545–546

Hillemanns HG, Kommoss F (1994) Myom und Schwangerschaft. Zur Strategie des Vorgehens: wann konservativ, wann aktiv? In: Hillemanns HG (Hrsg) Geburtshilfe – Geburtsmedizin. Eine umfassende Bilanz zukunftsweisender Entwicklungen am Ende des 20. Jahrhunderts. Springer, Berlin Heidelberg New York Tokyo

Ito M, Nawa T, Mikam H (1998) Lower segment uterine rupture related to early pregnancy by in vitro fertilization and embryo transfer after a previous cesarean delivery. J Med 29: 85–91

Kolmorgen K (2001) Laparoskopische Myomektomie. Gyn Praxis 25: 491–502

Kommoss F, De Gregorio G, Strittmatter B (1993) Geburtshilfliche Komplikationen, Frequenz und Indikationen der Kaiserschnittentbindungen bei Uterus myomatosus. Geburtsh Frauenheilk 53: 564–567

Lev-Toaff HS, Coleman BG, Arger PH, Mintz MC, Arenson RL, Toaff ME (1987) Leiomyomas in pregnancy: sonographic study. Radiology 164: 375–380

Mecke H, Wallas F, Bröcker A, Gertz HP (1995) Pelviskopische Myomenukleation: Technik, Grenzen, Komplikationen. Geburtsh u Frauenheilk 55: 374–379

Muram D Gillieson MS, Walters JH (1980) Myomas of the uterus and pregnancy: ultrasonographic follow-up. Am J Obstet Gynecol 138: 16–19

Pelosi MA 3rd, Pelosi MA (1997) Spontaneous uterine rupture at thirty-three weeks subsequent to previous superficial laparoscopic myomectomy. Am J Obstet Gynecol 177(6): 1547–1549

Rosati P (1995) The volumetric changes of uterine myomas in pregnancy. Radiol Med (Torino) 90(3): 269–271

Rubin IC (1942) Progress in myomectomy. Am J Obstet Gynecol 4: 642–650

Seracchioli R, Rossi S, Govoni F, Rossi E, Venturoli S, Bulletti C,Flamigni C (2000) Fertility and obstetric outcome after laparoscopic myomectomy of large myomata: a randomized comparison with abdominal myomectomy. Hum Reprod 15(12): 2663–2668

Shapiro WJ, Arida GN (1985) Uterine myomas in pregnancy. In: Cherry SH, Berkowitz RL, Case NG, eds. Rovensky and Guttemacher's medical surgical and gynaecological complications of pregnancy, 3rd edn. Williams & Wilkins, Baltimore, pp 719–722

Verkauf BS (1992) Myomectomy for fertility enhancement and preservation. Fertil Steril 58: 1–15

Winer HAT, Muram D, Gillieson MS, Ivey BJ, Maggah HF (1983) Uterine myomas in pregnancy. Can Med Assoc J 128: 949–950

Medikamentöse Behandlung des Uterus myomatosus

J. F. H. Gauwerky und D. Djavadian

Einleitung

Die endokrine Behandlung des Uterus myomatosus ist naheliegend. Myome entstehen in der fertilen Phase der Frau unter Hormoneinfluss und verlieren häufig an Bedeutung in der Menopause. Eine ganze Reihe von endokrinen Ansatzpunkten ist denkbar (s. Übersicht). GnRH-Analoga wurden lange Zeit in der endokrinen Behandlung favorisiert. Sie gehörten zu »multimodalen« Therapiekonzepten. Eine Vorbehandlung vor operativer Intervention war fast obligat. Heute wird ihre Bedeutung jedoch nicht mehr so wertig gesehen. Im Folgenden soll das Spektrum der medikamentösen Behandlungsmöglichkeiten des Uterus myomatosus kompakt dargestellt werden.

Medikamente zur Behandlung des Uterus myomatosus

- GnRH-Agonisten, -Antagonisten
- Danazol
- Gestrinon
- Antiprogesteron: Mifepriston
- Antiöstrogene: Tamoxifen, Raloxifen, Faslodex
- Aromatasehemmer: Aromasin, Arimidex
- Östradiol-4-Hydroxylationshemmer
- Angiogeneseinhibitoren
- Alternative Medizin

GnRH-Analoga (Zoladex gyn).

GnRH-Agonisten führen zu einer »Down-Regulation« und verursachen sekundär eine Vasokonstriktion und Gefäßwandverdickung in den Myomen. Dieses führt über eine Thrombosierung der Gefäße und Ischämie zur Hyalinisierung (Rutgers et al. 1995; Demopoulos 1997), die eine *Myomvolumenreduktion* bewirkt. Nach Angaben aus der Literatur beträgt die Reduktion des Myomvolumens 30 % bis über 50 % je nach Behandlungsdauer und Ansprechrate (◘ Tabelle 2).

Bei submukösen Myomen erscheint dieser Effekt deutlicher. Sie zeigen weniger Mutationen und sind eher hormonabhängig (Brosens et al. 1998).

GnRH-Analoga führen zur Amenorrhoe und sind daher besonders zum präoperativen Einsatz bei Patientinnen mit Hypermenorrhoe oder sonstigen anämisierenden Blutungen geeignet. Bei einer Anwendung von drei Monaten steigt der Hb-Wert um 0,7 – 1,0 g/dl (◘ Tabelle 3).

◘ Tabelle 2. Myomvolumenreduktion durch GnRH-Analoga in Abhängigkeit von der Anwendungsdauer

Autor	n	Anwendungsdauer in Monaten	Myomvolumenreduktion in Prozent
Gerris 1996	247	3	36
Benagiano 1996	185	3	37
Stolz 1997	144	6	55
Mettler et al. 1993	162	6	53
Hackenberg et a1. 1992	27	3	Teils >50
Schlaff 1989	11	6	30

◘ Tabelle 3. Hb-Anstieg in g/dl unter GnRH-Behandlung in Abhängigkeit von Anwendungsdauer

Autor	n	Anwendungsdauer in Monaten	Hb-Anstieg [g/dl]
Gerris 1996	247	3	0,7
Benagiano 1996	185	3	1,0

◘ Tabelle 4. Intraoperativer Blutverlust bei Myomenukleationen mit und ohne GnRH-Vorbehandlung

Autor	n	Blutverlust in ml unter GnRH	Blutverlust in ml ohne GnRH
Gerris 1996	247	224	317
Benagiano 1996	185	342	389

Der perioperative Blutverlust ist bei Myomenukleationen nach GnRH-Vorbehandlung um 40 bis 93 ml reduziert (◘ Tabelle 4).

GnRH-Analoga führen zu einem Östrogenentzug mit allen bekannten Nebenwirkungen, einschließlich einer Verminderung der Knochenmasse (Bianchi et al. 1995). Sie sind deshalb nur über begrenzte Zeit einsetzbar. Der Nachteil der Östrogenentzugssymptomatik kann durch einen Hormonzusatz (»add-, drawback«; Surrey 1995) verringert werden. Der Kostenfaktor scheint jedoch ein bleibendes Problem zu sein.

GnRH-Antagonisten (Cetrorelix)

Der Vorteil dieser neuen Präparate besteht darin, dass die Serumkonzentrationen von LH, FSH und Östrogenen schon nach der ersten Gabe bleibend sinken. Somit findet die initiale Gonadotropinsekretion nicht statt. Dies erklärt die schnelle Myomvolumenreduktion und bringt den Vorteil der kurzen Behandlungsdauer. Felberbaum et al. berichteten 1998 über eine schnelle und effektive Myomreduktion (33,5 % nach zwei Monaten bei 16 von 20 Patientinnen). Ein weiterer Vorteil ist die rasche Wiederherstellung der Ovarialfunktion einen Monat nach Beendigung der Therapie (Gonzalez-Barcena et al. 1997).

Schnelle und effektive Myomreduktion

◘ Tabelle 5. Myomvolumenreduktion von Danazol und GnRH-Analoga bei sechsmonatiger Anwendung (Ueki et al. 1995)

Substanz	Dosis	n	Volumenreduktion [%]
Danazol	400 mg	164	57
GnRH	900 µg	83	76

Danazol (Winobanin)

Die Wirkung dieses Medikaments beruht auf Hemmung der Hypothalamus-Hypophyse-Ovar-Achse. Danazol wird seit Jahren erfolgreich für die Behandlung der Endometriose eingesetzt. Auch Myome werden in ihrem Wachstum beeinflusst. Studien zeigen jedoch eine Überlegenheit von GnRH-Analoga gegenüber Danazol (Ueki 1995; ◘ Tabelle 5).

Danazol verdrängt Testosteron und Östradiol vom SHBG (»sex hormone-binding globuline«) und unterdrückt die SHBG-Spiegel durch seinen Effekt an der Leber. Die wesentlichen Nebenwirkungen von Danazol sind durch einen dadurch bedingten Anstieg des freien Testosterons verursacht.

Nebenwirkungen von Danazol durch Anstieg des freien Testosterons

Gestrinon

Gestrinon (Derivat von Ethynil-Nor-Testosteron) wurde erfolgreich in der Behandlung gutartiger hormonabhängiger Erkrankungen, wie der Endometriose oder benigner Brusterkrankungen, eingesetzt. Durch seine antiöstrogene und antiprogesterone Wirkung ist auch ein Einfluss auf das Myomwachstum möglich. In einer prospektiven klinischen Studie von Coutinho u. Goncalves (1989) wurde bei 100 Patientinnen über 6 bis 24 Monate Gestrinon in unterschiedlichen Dosen oral oder vaginal verabreicht. Die Myomvolumenreduktion entsprach den Erfolgen einer GnRH-Behandlung. Dieser Effekt hält auch lange nach Absetzen der Therapie an. Nach sechsmonatiger Anwendung findet man bei 89 % der Patientinnen noch ein Jahr nach Beendigung der Therapie Messwerte, die deutlich unter den Ausgangswerten liegen. Hinsichtlich des Einflusses auf das Myomvolumen ist die vaginale Applikation am effektivsten. Die reversiblen androgenen Nebenwirkungen von Gestrinon (Akne, Seborrhoe) wurden allerdings als sehr störend empfunden.

Androgene Nebenwirkungen sind störend

Antiprogesterone (Mifepriston: RU 486)

Myome enthalten Östrogen- und Progesteronrezeptoren. Sadan et al. konnten 1987 eine hohe Anzahl von Progesteronrezeptoren in Myomen nachweisen. Der Einsatz von Antiprogesteronen zur Myombehandlung ist deshalb naheliegend

1994 zeigten Harrison-Woolrynch et al., dass in der Proliferationsphase die Menge der Epidermal Growth Factor mRNA (EGF-mRNA) in Myomen genau so groß ist wie in normalen Myometrium. In der Sekretionsphase zeigt das Myom jedoch eine höhere Konzentration. Die Arbeitshypothese ist, dass Progesteron in den Myomen über die vermehrten Progesteronrezeptoren eine größere Menge an EGF-mRNA freisetzt und somit das schnelle Wachstum verursacht. 1993 verabreichten Murphy et al. bei 10 Patienten zunächst 50 mg Mifepristone täglich über drei Monate. Es kam zu einer Myomvolumenreduktion von 49 Prozent. Eine weitere klinische Anwendung ist allerdings unterblieben.

Weitere klinische Anwendung ist unterblieben

Antiöstrogene

Tamoxifen (Nolvadex)

Die In-vitro-Effektivität konnte in einigen Studien gezeigt werden (Howe 1995; Fuchs-Young et al. 1996; Burroughs et al. 1997). Der klinische Einsatz war nicht überzeugend.

Klinischer Einsatz nicht überzeugend

Lumsden et al. (1989) verglichen in einem kleinen Kollektiv die Myomvolumenreduktion durch eine Kombinationstherapie von Tamoxifen (20 mg) und GnRH-Analoga mit der alleinigen GnRH-Behandlung. Die Reduktionsraten waren identisch. Es liegen sogar Daten vor, die einen nachteiligen Effekt auf das Myomwachstum belegen. In mehreren Studien wurde über eine Myomvergrößerung unter alleiniger Tamoxifengabe berichtet (Dilts et al. 1992; Kedar et al. 1994; Le Bouedec et al. 1995).

Raloxifen (EVISTA)

Auch dieses Medikament war in vitro effektiv (Fuchs-Young et al. 1996). In einer plazebokontrollierten Studie untersuchten Draper et al. (1996) bei 251 postmenopausalen Frauen den Einfluss von Raloxifen auf den Knochenumbau, den Fettstoffwechsel und den Uterus. Raloxifen hatte ebenso wie Östrogene einen positiven Einfluss auf die Knochendichte und den Fettstoffwechsel ohne allerdings Veränderungen am Uterus, insbesondere dem Endometrium, hervorzurufen (■ Tabelle 6). Inwiefern Raloxifen das Myomwachstum in vivo beeinflusst, ist unklar.

Tabelle 6. Effekt von Östrogenen und Raloxifen bei
251 postmenopausalen Frauen auf verschiedene Parameter
(Draper et al. 1996)

Parameter	Östrogen	Raloxifen
Knochenumbau	↓	↓
HDU LDL	↑	↑
Endometriumproliferation	↑	–
Myomwachstum	↑	?

Faslodex

In zahlreichen In-vitro-Studien war Faslodex ebenfalls effektiv (Wakeling u. Bowler 1992; Dukes et al.
1993; Wade et al. 1993; Branham 1996; Fuchs-Young
et al. 1996).

1994 verabreicht Thomas bei 17 Frauen 12 mg Faslodex über sieben Tage postovulatorisch. Es wurde
ein deutlicher, negativer Einfluss auf die Endometri-
umproliferation beschrieben. Auch bezüglich dieser
Substanz müssen weitere Studien zeigen, welche Wirkung auf das Myomwachstum resultiert.

Tabelle 7. Einfluss von Faslodex auf verschiedene Parameter
bei 17 Frauen 7 Tage postovulatorisch (Thomas et al. 1994)

Parameter	
FSH, LH	idem
E2	↑
Endometriumproliferation	↓↓
Myomwachstum	?

Aromatasehemmer
(Exemestan, Aromasin, Arimidex)

Über die Hemmung der Östrogenisierung könnte eine Myomreduktion erreicht werden. Uns sind aber diesbezüglich keine Studien bekannt.

Östradiol-4-Hydroxylierungshemmer

Östradiol erfährt eine Hydroxylation durch das Zytochrom P450. Dies geschieht in Position 4 und 2, wobei die 4-Hydroxylierung eine höhere Affinität zu Östrogenrezeptoren zeigt als die 2-Hydroxylierung. In Myomen geschieht hauptsächlich die Hydroxylierung in Position 4 (Liehr et al. 1995).

Hiermit wäre der theoretischen Ansatz für eine Myomtherapie gegeben. Studien diesbezüglich müssen abgewartet werden.

Angiogeneseinhibitoren

Ein interessanter theoretischer Ansatz ist der Einsatz von Angiogeneseinhibitoren. 1977 berichteten Healy u. Burger über die Migrationshemmung durch Prolaktinfragment. O'Reilly beschreibt 1997 die Hemmung der Proliferation durch Angiostatin (Plasminogen). Weiterführende experimentelle oder sogar klinische Studien liegen zur Zeit nicht vor.

Alternative Medizin

1997 berichteten Fruscella et al. über ermutigende Resultate der Behandlung von Myomen in der Schwangerschaft mit Vitamin E. 1994 zeigten Yan u. Wang eine hohe Effektivität (98 % Ansprechrate sowie 37 % Heilung) der Akupunktur zur Behandlung von Myomen. Sakamoto et al. verabreichten 1992 das

Kraut Kue-chin fu-ling-man bei 110 Patientinnen und erreichten in 90 % der Fälle eine Verbesserung der Blutungsstörungen. Auch das Myomvolumen wurde deutlich vermindert (60 %) Ein tumorlösendes Decoctum verabreichte Sun 1995 bei 38 Patienten erfolgreich. Leider fehlen auf diesem Gebiet bis jetzt reproduzierbare Studien. Zu diesen Aspekten verweisen wir auch auf den Beitrag im Kap. 14.

Verbesserung der Blutungsstörungen durch alternative Medizin. Myomvolumen wurde deutlich vermindert

Schlussfolgerung

Den präoperativen Einsatz von GnRH-Analoga sehen wir auf zwei Indikationen beschränkt. Zum einen auf die submukösen Myome und zum anderen auf Blutungsstörungen mit einer Anämie unter 10 g/dl Hb.

Die *laparoskopische* Myomentfernung ist durch eine Vorbchandlung nicht wesentlich vereinfacht, insbesondere da die Identifizierung der Kapsel erschwert wird. Bei den *hysteroskopischen* Myomentfernungen ist, bedingt durch die Operationstechnik, jede Verkleinerung mit einer deutlichen Reduzierung der Operationsdauer verbunden. Auch die Verminderung der Vaskularisation durch eine GnRH-Vorbehandlung verbessert die operativen Bedingungen.

Mifepriston könnte in Zukunft eine Rolle in der Langzeitherapie spielen, da die hypoöstrogenen Nebenwirkungen fehlen. Die ersten Ergebnisse sind vielversprechend.

Die GnRH-Antagonisten, Antiöstrogene (Raloxifen, Faslodex), Aromatasehemmer, Östradiol-4-Hydroxylationshemmer, insbesondere Angiogeneseinhibitoren und Alternativverfahren sind zum Teil vielversprechend, bedürfen jedoch noch weiterer Studien.

Literatur

Benagiano G, Kivinen ST, Fadini R, Cronje H, Klintorp S, van der Spuy ZM (1996) Zoladex (goserelin acetate) and the anemic patient: results of a multicenter fibroid study. Fertil Steril 66(2): 223–229

Bianchi S, Fedele L, Vignali M, Galbiati E, Cherubini R, Ortolani S (1995) Effects an bone mineral density of 12-month goserelin treatment in over 40-year-old women with uterine myomas. Calcif Tissue Int 57(1): 78–80

Branham WS, Fishman R, Streck RD, Medlock KL, De George JJ, Sheehan DM (1996) ICI 182,780 inhibits endogenous estrogen-dependent rat uterine growth and tamoxifen-induced developmental toxicity. Biol Reprod 54(1): 160–167

Brosens I, Deprest J, Dal Cin P, Van den Berghe H (1998) Clinical significance of cytogenetic abnormalities in uterine myomas. Fertil Steril 69(2): 232–235

Burroughs KD, Kiguchi K, Howe SR, Fuchs-Young R, Trono D, Barrett JC, Walker C (1997) Regulation of apoptosis in uterine leiomyomata. Endocrinology 138(7): 3056–3064

Coutinho EM, Goncalves MT (1989) Long-term treatment of leiomyomas with gestrinone. Fertil Steril 51(6): 939–946

Demopoulos RI, Jones KY, Mittal KR, Vamvakas EC (1997) Histology of leiomyomata in patients treated with leuprolide acetate. Int J Gynecol Pathol 16(2): 131–137

Dilts PV Jr, Hopkins MP, Chang AE, Cody RL (1992) Rapid growth of leiomyoma in patient receiving tamoxifen. Am J Obstet Gynecol 166: 167–168

Draper MW, Flowers DE, Huster WJ, Neild JA, Harper KD, Arnaud C (1996) A controlled trial of raloxifene (LY139481) HCI: impact an bone turnover and serum lipid profile in healthy postmenopausal women. J Bone Miner Res 11(6): 835–842

Dukes M, Waterton JC, Wakeling AE (1993) Antiuterotrophic effects of the pure antioestrogen ICI 182,780 in adult female monkeys (Macaca nemestrina): quantitative magnetic resonance imaging. J Endocrinol 138(2): 203–210

Felberbaum RE, Germer U, Ludwig M et al. (1998) Treatment of uterine fibroids with a slow-release formulation of the gonadotrophin releasing hormone antagonist Cetrorelix. Hum Reprod 13(6): 1660–1668

Fruscella L, Ciaglia EM, Danti M, Fiumara D (1997) Vitamin E in the treatment of pregnancy complicated by uterine myoma. Minerva Ginecol 49(4): 175–179

Fuchs-Young R, Howe S, Hale L, Miles R, Walker C (1996) Inhibition of estrogen-stimulated growth of uterine leiomyomas by selective estrogen receptor modulators. Mol Carcinog 17(3): 151–159

Gerris J, Degueldre M, Peters AA, Romao F, Stjernquist M, al-Taher H (1996) The place of Zoladex in deferred surgery for uterine fibroids. Zoladex Myoma Study Group. Horm Res 45(6): 279–284

Gonzalez-Barcena D, Alvarez RB, Ochoa EP et al. (1997) Treatment of uterine leiomyomas with luteinizing hormone-releasing hormone antagonist Cetrorelix. Hum Reprod 12(9): 2028–2035

Hackenberg R, Gesenhues T, Deichert U, Duda V, Schmidt-Rhode P, Schulz KD (1992) The response of uterine fibroids to GnRH-agonist treatment can be predicted in most cases after one month. Eur J Obstet Gynecol Reprod Biol 45(2): 125–129

Harrison-Woolrych ML, Chamock-Jones DS, Smith SK (1994) Quantification of messenger ribonucleic acid for epidermal growth factor in human myometrium and leiomyomata using reverse transcriptase polymerase chain reaction. J Clin Endocrinol Metab 78(5): 1179–1184

Healy DL, Burger HG (1977) Review: human prolactin–recent advances in physiology and therapy. Aust N Z J Obstet Gynaecol 17(2): 61 78

Howe SR, Gottardis MM, Everitt JI, Walker C (1995) Estrogen stimulation and tamoxifen inhibition of leiomyoma cell growth in vitro and in vivo. Endocrinology 136(11): 4996–5003

Kedar RP, Boume TH, Powles TJ, Collins WP, Ashley SE, Cosgrove DO, Campbell S (1994) Effects of tamoxifen an uterus and ovaries of postmenopausal women in a randomised breast cancer prevention trial. Lancet 343(8909): 1318–1321

Le Bouedec G, de Latour M, Dauplat J (1995) Expansive uterine myoma during tamoxifen therapy. 11 cases. Presse Med 24(36): 1694–1696

Liehr JG, Ricci MJ, Jefcoate CR, Hannigan EV, Hokanson JA, Zhu BT (1995) 4-Hydroxylation of estradiol by human uterine myometrium and myoma microsomes: implications for the mechanism of uterine tumorigenesis. Proc Natl Acad Sci USA 92(20): 9220–9224

Lumsden MA, West CP, Hillier H, Baird DT (1989) Estrogenic action of tamoxifen in women treated with luteinizing hormone-releasing hormone agonists (goserelin)-lack of shrinkage of uterine fibroids. Fertil Steril 52(6): 924–929

Mettler L, Mayer-Eichenberger D, Kienle E, Lipka K (1993) Leuprorelinacetat-Depot zur Behandlung des Uterus myomatosus. Fertilität 9: 167–174

Murphy AA, Kettel LM, Morales AJ, Roberts VJ, Yen SS (1993) Regression of uterine leiomyomata in response to the antiprogesterone RU 486. J Clin Endocrinol Metab 76(2): 513–517

O'Reilly MS (1997) Angiostatin: an endogenous inhibitor of angiogenesis and of tumor growth. EXS 79: 273–294

Rutgers JL, Spong CY, Sinow R, Heiner J (1995) Leuprolide acetate treatment and myoma arterial size. Obstet Gynecol 86(3): 386–388

Sadan O, van Iddekinge B, van Gelderen CJ, Savage N, Becker PJ, van der Walt LA, Robinson M (1987) Oestrogen and progesterone receptor concentrations in leiomyoma and normal myometrium. Ann Clin Biochem 24: 263–267

Schlaff WD, Zerhouni EA, Huth JA, Chen J, Damewood MD, Rock JA (1989) A placebo-controlled trial of a depot gonadotropin-releasing hormone analogue (leuprolide) in the treatment of uterine leiomyomata. Obstet Gynecol. 74(6): 856–862

Sun L (1995) 38 cases of hysteromyoma treated with tumor-resolving decoction. J Tradit Chin Med 15(4): 273–276

Surrey ES (1995) Steroidal and nonsteroidal »add-back« Therapy: extending safety and efficacy of gonadotropin-releasing hormone agonists in the gynaecologic patient. Fertil Steril 64(4): 673–685

Stolz W, Pfutzenreuter N (1997) Treatment of uterine leiomyoma with depot leuprorelin acetate (Enantone-Gyn monthly depot). Effect an leiomyoma volume and operability. German Leuprorelin Study Group. Zentralbl Gynakol 119(10): 468–475

Thomas EJ, Walton PL, Thomas NM, Dowsett M (1994) The effect of ICI 182,780, a pure antioestrogen, an the hypothalamic-pituitary-gonadal axis and an endometrial proliferation in premenopausal women. Hum Reprod 9(11): 1991–1996

Ueki M, Okamoto Y, Tsurunaga T, Seiki Y, Ueda M, Sugimoto O (1995) Endocrinological and histological changes after treatment of uterine leiomyomas with danazol or buserelin. J Obstet Gynaecol 21(1): 1–7

Wade GN, Powers JB, Blaustein JD, Green DE (1993) ICI 182,780 antagonizes the effects of estradiol an estrous behavior and energy balance in Syrian hamsters. Am J Physiol 265: R1399–1403

Wakeling AE, Bowler J (1992) ICI 182,780, a new antioestrogen with clinical potential. J Steroid Biochem Mol Biol 43(1–3): 173–177

Yan H, Wang J (1994) The clinical study an hysteromyoma treated with acupuncture. Zhen Ci Yan Jiu 19: 14–16

Stellenwert medikamentöser Therapiemaßnahmen bei Uterus myomatosus

T. Kühn

Einleitung

Bei 25 % aller Frauen im reproduktionsfähigen Alter werden Myome des Uterus diagnostiziert. 20–50 % aller Myomträgerinnen zeigen Symptome durch Verdrängungserscheinungen oder atypische Blutungen und bedürfen somit einer Therapie (Buttram u. Reiter 1981; Vollenhoven et al. 1990). Myome und ihre Folgesymptome stellen die häufigste Indikation für eine Gebärmutterentfernung dar. 30 % aller Hysterektomien werden wegen eines myomatös veränderten Uterus durchgeführt (Wilcox 1994).

Operative Techniken haben sich zur Therapie uteriner Leiomyome bewährt. Dabei kommen organerhaltende (Myomektomie) und ablative (Hysterektomie) Verfahren zum Einsatz. Durch Anwendung neuer minimal-invasiver Techniken konnte die Rate organerhaltender Operationen erhöht (Hysteroskopie) und gleichzeitig die perioperative Morbidität gesenkt werden (Hysteroskopie, Laparoskopie).

1983 wurde erstmals über die Möglichkeit berichtet, Myome durch GnRH-Analoga medikamentös zu behandeln. Dabei wurde eine Volumenreduktion von 77 % sowie eine Anhebung des Hämoglobin von 7,4 auf 12,8 g/dl nach zweimonatiger Therapie berichtet (Filicori et al. 1983). Die Frage des Stellenwerts medikamentöser Behandlungsmaßnahmen als Alternative oder als Ergänzung zur operativen Therapie wird seitdem immer wieder diskutiert.

Endokrinologische Grundlagen

Hormonabhängigkeit von
Myomen

Die Hormonabhängigkeit von Myomen zeigt sich in der Beobachtung, dass diese einerseits eine Regression in der Postmenopause und andererseits häufig eine Wachstumstendenz in der Schwangerschaft aufweisen. Eine postmenopausal durchgeführte HRT kann das erneute Wachstum von Myomen induzieren (Maheux et al. 1985). Aufgrund dieser Beobachtungen ist es nahe liegend, dass die Erzeugung eines hypoöstrogenen Zustands zu einer Verkleinerung von Myomen führen müsste, was die Option eines medikamentösen Therapieansatzes ermöglichen könnte. Andererseits konnte jedoch auch gezeigt werden, dass Progesteron zu einem Myomwachstum und Antiprogesteron (RU 486) zu einer Regression führen kann (Reinsch et al. 1994). Gewebskulturen aus Myometrium und aus Myomgewebe zeigen ein signifikantes Wachstum nach Anreicherung mit Progesteron. Darüber hinaus führt eine präoperative Progesterongabe zu einer signifikant häufigeren Mitoseaktivität in Hysterektomiepräparaten im Vergleich zu nicht behandelten Patientinnen (Tiltman 1985).

Gonadotropin-Releasinghormon- (GnRH-)Analoga führen durch irreversible Bindung an den GnRH-Rezeptor in der Hypophyse zu einer Down-Regulation der Rezeptorexpression. Anschließend kommt es zu einem reversiblen Hypogonadismus mit nahezu vollständigem Östrogenentzug. Uterine Gefäße enthalten Östrogenrezeptoren und führen zu einer Gefäßerweiterung bei hohem Östrogenspiegel. GnRH-Analoga verkleinern das Gefäßkaliber und vermindern so den Blutfluss im Myometrium bzw. im Myom (Perrot-Applanat et al. 1988; Ziegler et al. 1991). Die reduzierte Gewebsdurchblutung könnte die Ursache für eine Volumenreduktion von Myomen darstellen und zu einem verminderten intraoperativen Blutverlust bei Myomenukleationen oder Hysterektomien führen.

Medikamentöse Therapieeffekte

1983 berichteten Filicori et al. erstmals über den erfolgreichen Einsatz von GnRH-Analoga in der medikamentösen Behandlung des Uterus myomatosus. Dabei konnte nicht nur eine erhebliche Volumenreduktion (77 %), sondern auch eine Normalisierung des Hämoglobinwertes im Rahmen einer sekundären Anämie erzielt werden (Filicori et al. 1983). In der Folge wurden diese Daten in einer Großzahl von Studien bestätigt. Cirkel et al. (1992) zeigten in einer deutschen Multicenter-Studie an 114 präoperativ über sechs Monate mit Leuprorelinacetat-Depot behandelten Patientinnen eine Ansprechrate von 92 % sowie eine durchschnittliche Volumenreduktion um 67 %. Der maximale Therapieerfolg war nach drei Monaten erreicht und konnte durch eine Verlängerung der Behandlung nur unwesentlich verbessert werden. Das Gewicht der Patientin sowie der Östradiolspiegel nach 12-wöchiger Therapie zeigen eine negative Korrelation zur Volumenreduktion, wobei der Östradiolspiegel nicht mit dem Gewicht der Patientin korreliert.

Matta et al. (1988) sowie Aleem u. Predanic (1995) konnten anhand dopplersonographischer Untersuchungen einen Anstieg sowohl des Resistance-Index (RI) als auch des Pulsatilitätsindex (PI) im Bereich uteriner Gefäße und von Myomgefäßen zeigen. Diese Ergebnisse deuten auf einen erhöhten Gefäßwiderstand und damit eine verminderte Perfusion als Folge der GnRH-Therapie hin.

Infolge des therapieinduzierten Hypoöstrogenismus zeigt sich eine erhebliche Abnahme der myombedingten Symptome. Cirkel et al. (1992) wiesen nach 24-monatiger Leuprorelinacetat-Depotbehandlung einen hoch signifikanten Rückgang aller untersuchten Leitsymptome (Blutungen, Dysmenorrhö, Dyspareunie, Rückenschmerzen, schmerzhafte Palpation) nach.

Die sekundäre, durch atypische Blutungen bedingte Anämie stellt ein wichtiges, therapiepflichtiges Symptom dar, das häufig zu perioperativen Transfusionen führt. Candiani et al. zeigten an einem Kollektiv von 16 Frauen einen mittleren Hb-Anstieg von 7,4 g/dl auf 13,2 g/dl, einen Anstieg des Hämatokrits von 26,1 % auf 39,8 % sowie einen signifikanten Anstieg des Serumeisens und des Ferritins nach 3-monatiger GnRH-Therapie (Candiani et al. 1990).

Ein Absetzen der GnRH-Therapie führt innerhalb weniger Monate zu erneutem Myomwachstum und zu einem Wiederauftreten der Symptome (Friedman et al. 1991; Lumsden et al. 1987; Maheux u. Lemay 1992).

Die Nebenwirkungen der GnRH-Therapie sind durch den resultierenden Hypoöstrogenismus bedingt. Dabei stellen Hitzewallungen das häufigste Symptom dar. Nachtschweiß, Schlaflosigkeit, Libidoverlust, Kopfschmerzen und Stimmungsschwankungen sind weitere Nebenwirkungen. Eine Zusammenfassung der therapiebedingten Auswirkungen gibt ◨ Tabelle 8. Für die Daueranwendung von GnRH-Analoga dürfte die zu erwartende Osteoporose den wichtigsten limitierenden Faktor darstellen. Während der Verlust an Knochendichte bei prämenopausalen Frauen unter 0,5 %/Jahr und bei postmenopausalen

◨ **Tabelle 8.** Therapieeffekte und Nebenwirkungen einer GnRH-Therapie bei Uterus myomatosus

	Friedman 1991	Cirkel 1992
	n=63 [%]	n=114 [%]
Reduktion des Myomvolumens	64	67
Nebenwirkungen		
Hitzewallungen	83	81,6
Schwitzen	–	63,2
Schlaflosigkeit	10	44,7
Libidoverminderung	3	39,5
Kopfschmerzen	29	36,0
Stimmungsschwankungen	8	31,6
Übelkeit	10	19,3
Vaginitis	17	–

Frauen bei 2 %/Jahr liegt (Christiansen et al. 1981; Nilas u. Christiansen 1987), wird die Rate unter einer GnRH-Analogatherapie mit 1 %/Monat angegeben. Nach Beendigung der Behandlung sind die Veränderungen jedoch reversibel (Devogelaer et al. 1987; Gudmundsson et al. 1987; Simberg et al. 1996).

Die Verhinderung der Nebenwirkungen durch eine Add-back-Therapie ist in der Behandlung des Uterus myomatosus von nur begrenztem Wert. Der simultane Beginn einer GnRH-Behandlung mit einer Substitutionstherapie führt zu einer unzureichenden Volumenreduktion (Friedman et al. 1988; West et al. 1992). Wird die Add-back-Therapie in Form einer Östrogen-Gestagen-Gabe drei Monate nach der GnRH-Behandlung begonnen, so kann der erzielte Therapiegewinn erhalten bleiben (Friedman et al. 1994; Thomas 1996). In der Praxis entspricht dieses Behandlungskonzept jedoch einer medikamentösen Dauertherapie, die aufgrund der ungünstigen Kosten-Nutzen-Relation nur in Ausnahmefällen indiziert sein dürfte.

Add-back-Therapie

Verwendete Substanzen, Applikation, Zeitpunkt des Behandlungsbeginns

Bei der präoperativen GnRH-Analogatherapie kommen die Substanzen Triptorelin, Leuprorelin, Buserelin und Goserelin zum Einsatz. Die Applikation kann als intramuskuläre oder subkutane Injektion, als Nasenspray oder als subkutanes Implantat erfolgen. In mehreren Studien konnte ein Vorteil der parenteral gegenüber den intranasal verabreichten Substanzen nachgewiesen werden (Friedman et al. 1987; Wallwiener et al. 1996). In der Regel wird aus praktischen Gründen die subkutane Implantatinjektion bevorzugt.

Die subkutane Implantatinjektion wird bevorzugt

Wird eine GnRH-Analogabehandlung in der 1. Zyklushälfte angefangen, so erfolgt wegen der nicht gegenregulierten Östrogensekretion eine Entzugsblutung nach 10–14 Tagen. Falls die Behandlung in der frühen Sekretionsphase begonnen wird, ist die passagere Erhöhung der Gonadotropine und Sexualsteroide auf diese Zyklusphase beschränkt, sodass eine normale Menstruation ohne nachfolgende Entzugsblutung im folgenden Zyklus resultiert (Healy et al. 1986; McLachlan et al. 1986).

Zusammenfassung medikamentöser Therapieeffekte. Aufgrund der Hormonabhängigkeit von Uterus und Myomen kann die Erzeugung eines hypoöstrogenen Zustandes durch GnRH-Analoga das Volumen von Leiomyomen reduzieren. Auch die durch Verdrängungserscheinungen und Blutungen induzierten Symptome können signifikant gebessert werden. Da nach Absetzen der medikamentösen Therapie ein rasches Wiederauftreten von Myomwachstum und Symptomen zu beobachten ist, andererseits eine hormonelle Dauertherapie eine sehr ungünstige Kosten-Nutzen-Relation aufweist, stellt die alleinige medikamentöse Behandlung des Uterus myomatosus keine sinnvolle Alternative dar. Die positiven Therapieeffekte der GnRH-Analoga können jedoch als Vorbereitung und in Ergänzung operativer Therapiekonzepte von Bedeutung sein.

Die alleinige medikamentöse Behandlung des Uterus myomatosus ist keine sinnvolle Alternative

Einfluss einer medikamentösen Vorbehandlung auf die operative Therapie

Die operative Therapie des Uterus myomatosus erfolgt entweder ablativ (Hysterektomie) oder organerhaltend (Myomektomie). Als Zugangsweg für die Hysterektomie wird bevorzugt der vaginale, alternativ der abdominale Weg gewählt. Bei der organerhaltenden Therapie werden subseröse und intramurale Myome bevorzugt laparoskopisch und alternativ per laparotomiam angegangen (■ Abb. 18). Submuköse Myome werden hysteroskopisch reseziert. Die Option, durch eine medikamentöse Vorbehandlung, Ope-

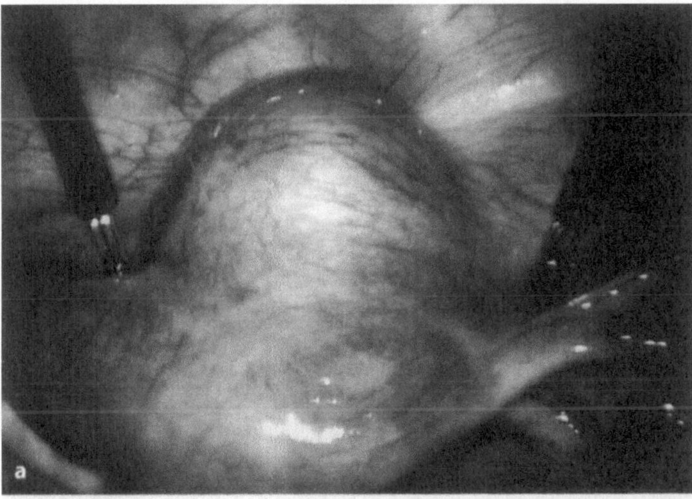

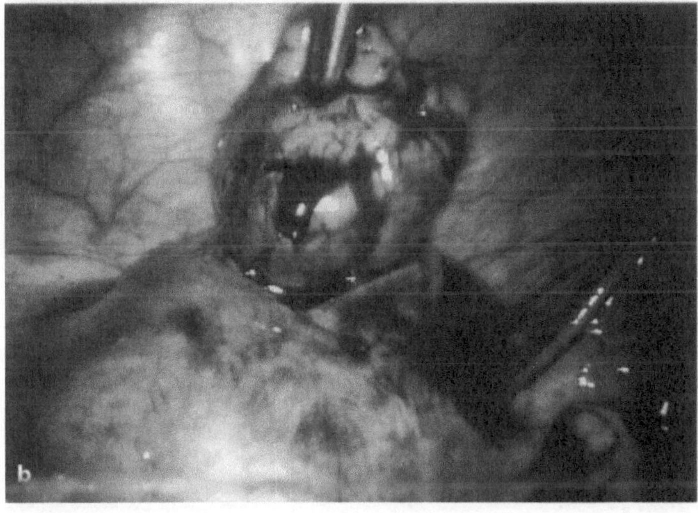

◘ Abb. 18a,b. Subseröse und intramurale Myome bis 5 cm können in der Regel problemlos und blutarm ohne Vorbehandlung reseziert werden

rationsbedingungen zu verbessern, wurde in der Vergangenheit wiederholt untersucht (◘ Abb. 19). Dabei wurden folgende Möglichkeiten geprüft:
— Vermeidung und Reduktion von Komplikationen,
— Verkürzung der Operationszeit,
— Konversion in ein weniger invasives Verfahren.

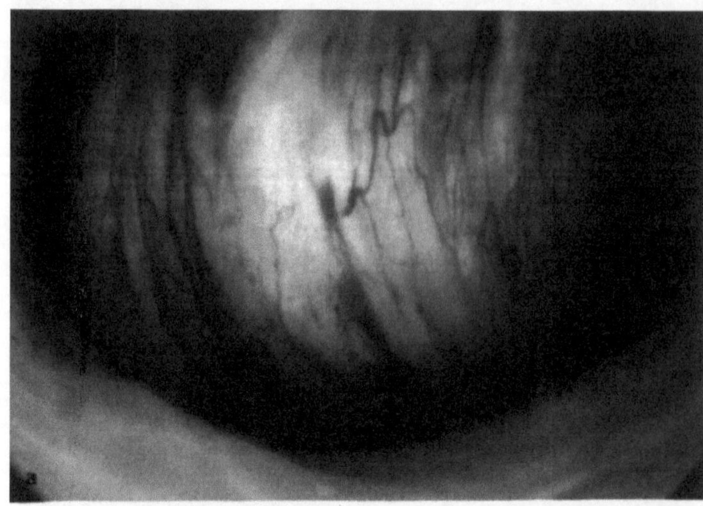

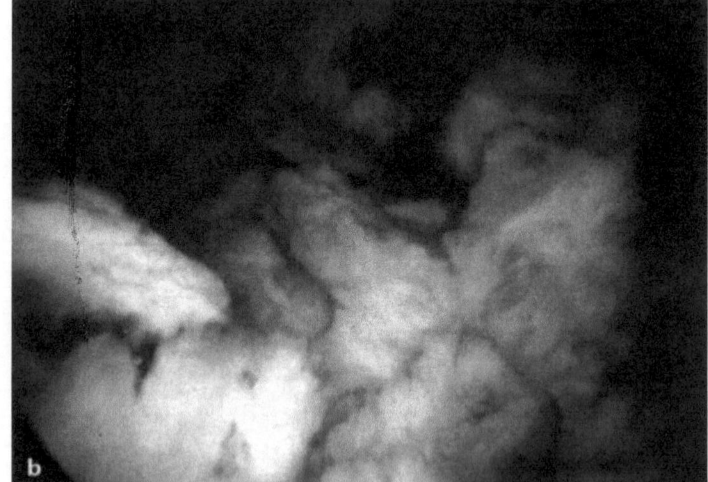

Abb. 19a,b. Die Resektion von submukösen Myomen größer 2 cm kann zu Übersichtsproblemen führen, sodass die präoperative Verkleinerung durch GnRH-Analoga sinnvoll erscheint

GnRH-Vorbehandlung zur Hysterektomie

Einfluss einer GnRH-Therapie auf die Operabilität von Myomen

In einer Reihe von Untersuchungen wurde der Einfluss einer GnRH-Therapie auf die Operabilität von Myomen dargestellt. In den meisten frühen Arbeiten erfolgt die antiöstrogene Behandlung als Vorbereitung auf eine Hysterektomie. Dabei zeigte sich übereinstimmend eine erhebliche Abnahme des Uterusvolumens sowie eine Normalisierung präoperativ pathologischer Hb-Werte (Candiani et al. 1990; Cirkel et al. 1992; Filicori et al. 1983). Mehrere Autoren berichten in randomisierten Studien über einen niedrigeren Blutverlust (Gerris et al. 1996; Golan 1993; Lumsden et al. 1994), der jedoch trotz statistischer Signifikanz klinisch nicht relevant war. Über eine erhöhte Rate an Querschnittlaparotomien sowie eine höhere vaginale Extraktionsrate wird ebenfalls berichtet (Stovall et al. 1991). Uneinheitlich wird der Einfluss einer medikamentösen Vorbehandlung auf die Operationszeit, den operativen Schweregrad sowie die postoperative Krankenhausdauer beurteilt.

GnRH-Vorbehandlung
vor abdominaler Myomenukleation

Trotz unbestrittener Vorteile bezüglich der präoperativen Volumenreduktion und Verbesserung der hämatologischen Parameter wurde gerade für die laparoskopische Myomenukleation immer wieder über eine erschwerte Operabilität nach GnRH-Therapie berichtet. In zwei prospektiv randomisierten Studien wird jeweils eine Verlängerung der Operationszeit und sogar ein erhöhter Blutverlust beschrieben (Campo u. Garcea 1999; Zullo et al. 1998). Die Autoren führen dies auf ein erschwertes Auffinden der Präparationsebene zurück. Acien u. Quereda (1996) sowie Beyth (1990) berichten über ähnliche Erfahrungen auch für die Myomenukleation per laparotomiam. Diese Berichte werden durch Arbeiten von Cohen et al. (1994) und Deligdisch et al. (1997) bestätigt, die eine Obliteration der Grenzschichten zwischen Myom und Myometrium sowie eine vermehrte Hyalinisierung beschreiben. Diese Veränderungen könnten die erschwerten Operationsbedingungen erklären. Zullo et al. (1998) konnten zeigen, dass die nach GnRH-Therapie eingesetzte Sonographie ein geeignetes Instrument darstellt, um bereits präoperativ die Operabilität einzuschätzen. Myome, die eine dem Myometrium ähnliche Echogenität aufwie-

Erschwerte Operationsbedingungen nach GnRH-Therapie

sen, zeigten eine verlängerte Operationszeit. Lediglich bei Myomen >5 cm war die Operationszeit bei Patientinnen, die eine GnRH-Therapie erhalten hatten, geringer als bei Patientinnen, die nicht vorbehandelt waren.

Bezüglich der Myomrezidive fanden Friedman et al. (1992) keinen Zusammenhang zwischen Myomgröße und Rezidivrate, wohl aber zwischen der Zahl der resezierten Myome und der Wahrscheinlichkeit eines Rezidivs. Golan et al. berichteten 1993 über ein erhöhtes Kurzzeitrezidivrisiko nach GnRH-Behandlung. Diese Ergebnisse konnten von anderen Autoren jedoch nicht bestätigt werden (Sudik et al. 1996).

GnRH-Vorbehandlung vor hysteroskopischer Myomresektion

Submuköse Myome führen häufig zu anämisierenden Blutungsstörungen, Schmerzen und Infertilität. Die hysteroskopische Resektion stellt heute die Technik der Wahl für eine organerhaltende Therapie dar.

Aufgrund der engen intrakavitären Raumverhältnisse und der Notwendigkeit der Myommorcellierung kann es bei größeren Myomen zu Übersichtsproblemen bei der hysteroskopischen Myomabtragung kommen. Dadurch wird nicht nur die Operationszeit verlängert, sondern auch das Risiko einer Uterusperforation steigt an. Ein vermehrter Flüssigkeitsverbrauch kann zur Gefährdung der Patientin und zum Abbruch der Operation führen.

Wallwiener et al. konnten 1996 zeigen, dass eine präoperative GnRH-Therapie vor hysteroskopischer Myomresektion zu einer signifikanten Verkürzung der Operationszeit, einer Verringerung des Verbrauchs an Distensionsmedium sowie einer verminderten Blutungsrate führt. Während sich in der Gruppe laparoskopisch behandelter Myome kein Unterschied in der Umschaltrate auf konventionelle

Operation zwischen vorbehandelten und nicht vorbehandelten Patientinnen ergab, kam es bei hysteroskopisch operierten Patientinnen häufiger zu einem Abbruch der Operation, wenn sie keine GnRH-Therapie erhalten hatten. Eine Vorbehandlung kleinerer submuköser Myome erscheint dagegen zumindest für den geübten Operateur nicht zwingend erforderlich, wie Römer (1996) zeigen konnte. Bei Myomen von einer durchschnittlichen Größe von 2 cm fand sich keine verlängerte Operationszeit und kein vermehrter Flüssigkeitsverbrauch.

Zusammenfassung

GnRH-Analoga können das Volumen und die Durchblutung von Leiomyomen reduzieren. Dieser Effckt kann in geeigneten Fällen die operative Versorgung technisch erleichtern. Dabei ist der Einsatz einer präoperativen Therapie abhängig von der angestrebten Operationstechnik, dem *klinisch relevanten* Nutzen, den Nebenwirkungen und den Kosten. Auch die Erfahrung des Operateurs mit der jeweiligen Operationstechnik (z. B. Hysteroskopie) kann für die Abwägung eines möglichen Einsatzes von Bedeutung sein. Eine präoperative Behandlung mit GnRH-Analoga muss daher individualisiert erfolgen. ◘ Tabelle 9 gibt dazu eine mögliche Orientierung.

◘ Tabelle 9. Indikationsspektrum für eine präoperative GnRH-Analogabehandlung

	Symptom	Operation/Therapie
Absolute Indikation	Schwere präoperative Anämie	Hysterektomie, Myomenukleation, HSK
Relative Indikation	Intramurales Myom >5 cm	Myomenukleation/LSK
	Submuköses Myom >2 cm	HSK
	Ungünstige Myomlokalisation	LSK
Seltene Indikation	Divers	Konversion Lap/LSK
	Individuelle Kosten-Nutzen-Abwägung	Medikamentöse Dauertherapie

Literatur

Acien P, Quereda F (1996) Abdominal myomectomy: results of a simple operative technique. Fertil Steril 65: 41–51

Aleem FA, Predanik M (1995) The hemodynamic effect of GnRH agonist therapy on uterine leiomyoma vascularity: a prospective study using transvaginal color Doppler sonography. Gynecol Endocrinol 9: 253–258

Beyth Y (1990) Gonadotropin-releasing hormone analog treatment should not procede conservative myomectomy. Fertil Steril 1: 187–188

Buttram VC, Reiter RC (1981) Uterine leiomyomata: etiology, symptomatology and management. Fertil Steril 36: 433–445

Campo S, Garcea N (1999) Laparoscopic myomectomy in premenopausal women with and without preoperative treatment using gonadotropin-releasing hormones analogues. Human Reproduction 14: 44–48

Candiani GB, Vercellini P, Fedele L, Arcaini L, Bianchi ST, Candiani M (1990) Use of goserelin depot, a gonadotropin-releasing hormone agonist, for the treatment of menorrhagia and severe anemia in women with leiomyomata uteri. Acta Obstet Gynecol Scand 69: 413–415

Christiansen C, Christensen MS, Transbol I (1981) Bone mass in postmenopausal women after withdrawal of oestrogen/gestagen replacement therapy. Lancet 1: 459–461

Cirkel U, Ochs H, Roehl A, Schneider HPG (1992) Experience with leuprorelin acetate depot in the treatment of fibroids: A German multicenter study. Clin Ther 14 (Suppl A): 37–50

Cohen D, Mazur MT, Jozefczyk MA et al. (1994) Hyalinization and cellular changes in uterine leiomyomata after gonadotropin-releasing hormone agonist therapy. J Reprod Med 39: 377–380

Deligdisch L, Hirschmann S, Altchek A (1997) Pathologic changes in gonadotropin releasing hormone agonist analogue treated uterine leiomyomata. Fertil Steril 67: 837–841

Devogelaer JP, Nagant de Deuxchaisnes C, Donnez J, Thomas K (1987) LHRH analogues and bone loss. Lancet 1: 1498

Filicori M, Hall DA, Loughlin JS, Rivier J, Vale W, Crowley WF (1983) A conservative approach to the management of uterine leiomyoma: pituitary desensitization by a luteinizing hormone-releasing hormone analogue. Am J Obstet Gynecol 147: 726–727

Friedman AJ, Barbieri RL, Benacerraf B, Schiff I (1987) Treatment of leiomyomata with intranasal or subcutaneous leuprolide, a gonadotropin-releasing hormone agonist. Fertil Steril 48: 560–564

Friedman AJ, Barbieri RL, Doubilet PM, Fine C, Schiff I (1988) A randomized, double-blind trial of a gonadotropin releasing-hormone agonist (leuprolide) with or without medroxyprgesterone acetate in the treatment of leiomyomata uteri. Fertil Steril 49: 404–409

Friedman A, Rein M, Harrison-Atlas D, Garfield J, Doubilet P (1989) A randomized, placebo-controlled, double-blind study evaluating leuprolide acetate depot treatment before myomectomy. Fertil Steril 52: 728–733

Friedman AJ, Hoffman DI, Comite F, Browneller RW, Miller JD (1991) Treatment of leiomyomata uteri with leuprolide acetate depot: a double-blind, placebo-controlled, multicenter study. Obstet Gynecol 77: 720–725

Friedman A, Daly M, Juneau-Norcross M, Rein MS (1992) Recurrence of myomas after myomectomy in women pretreated with leuprolide acetate depot or placebo. Fertil Steril 58: 205–208

Friedman AJ, Daly M, Juneau-Norcross M, Gleason R, Rein MS, Leboff M (1994) Long-term medical therapy for leiomyomata uteri: A prospective, randomized study of leuprorelide acetate depot plus either oestrogen-progestin or progestin »addback« for 2 years. Hum Reprod 9: 1618–1625

Gerris J, Degueldre M, Peters A, Romao F, Stjernquist M (1996) The place of Zoladex in deferred surgery for uterine fibroids. Hormone Res 45(6): 279–284

Golan A, Bukovsky I, Pansky M, Schneider D, Weinraub Z, Caspi E (1993) Pre-operative gonadotropin-releasing hormone agonist treatment in surgery for uterine leiomyomata. Hum Reprod 8: 450–452

Gudmundsson JA, Ljunghall S, Bergquist C, Wide L, Nillius SJ (1987) Increased bone turnover during gonadotropin-releasing hormone superagonist-induced ovulation inhibition. J Clin Endocrinol Metab 65: 159–163

Healy D, Lawson S, Abbott M, Baird DT, Fraser HM (1986) Toward removing uterine fibroids without surgery: subcutaneous infusion of a luteinizing hormone releasing hormone agonist commencing in the luteal phase. J Clin Endocrinol Metab 63: 619–625

Lumsden MA, West CP, Baird DT (1987) Goserelin therapy before surgery for uterine fibroids. Lancet 1: 36–37

Lumsden MA, West CP, Thomas E, Coutts J, Hillier H, Thomas N, Baird DT (1994) Treatment with the gonadotrohin releasing hormone-agonist goserelin before hysterectomy for uterine fibroids. Br J Obstet Gynecol 101: 438–442

Maheux R, Grilloteau C, Bastide A, Fazekas ATA (1985) Luteinizing hormone-releasing hormone agonist and uterine leiomyoma: a pilot study. Am J Obstet Gynecol 152: 1034–1038

Maheux R, Lemay A (1992) Treatment of peri-menopausal women: potential long-term therapy with a depot GnRH agonist combined with hormone replacement therapy. Br J Obstet Gynecol 99 Suppl 7: 13–17

Matta WH, Stabile I, Shaw RW, Campbell S (1988) Doppler assessment of uterine blood flow changes in patients with fibroid receiving the gonadotropin-releasing hormone agonist buserelin. Fertil Steril 49(6): 1083–1085

McLachlan RI, Healy DL, Burger HG (1986) Clinical aspects of LHRH agonist buserelin. Br J Obstet Gynecol 96: 200–206

Nilas L, Christiansen C (1987) Bone mass and its relationship to age and the menopause. J Clin Endocrinol Metab 65: 697–702

Perrot-Applanat M, Groyer-Picard MT, Garcia E, Lorenzo F, Milogrom E (1988) Immunocytochemical demonstration of estrogen and progesteron receptors in muscle cells of uterine arteries in rabbits and humans. Endocrinology 123: 1511

Pickersgill A (1998) GnRH agonists and add-back therapy: is there a perfect combination? Br J Obstet Gynecol 105(5): 475–485

Reinsch RC, Murphy AA, Morales AJ, Yen SS (1994) The effects of RU 486 and leuprolide acetate on uterine artery blood flow in the fibroid uterus: a prospective, randomised study. Am J Obstet Gynecol 170: 1623–1627

Römer T (1996) Zum Wert der Vorbehandlung mit Gonadotropin-Releasing-Hormon-Agonisten vor der transzervikalen Resektion solitärer submuköser Myome. Gynaekol Geburtshilfliche Rundsch 36: 194–196

Schweppe KW (1992) Vergleichende Untersuchung zur medikamentösen Behandlung von Uterusmyomen mit GnRH-Agonisten – Buserelin intranasal versus Goserelin Depot parenteral. Fertilität 8: 183–187

Simberg N, Tiitinen A, Silfvast A, Viinikka L, Ylikorkala O (1996) High bone density in hyperandrogenic women: effect of gonadotropin-releasing hormone agonist alone or in conjunction with estrogen-progestin replacement. J Clin Endocrinol Metab 81: 646–651

Stovall TG, Ling FW, Henry LC, Woodruff MR (1991) A randomized trial evaluating leuprolide acetate before hysterectomy as treatment for leiomyomas. Am J Obstet Gynecol 164(I): 1420–1425

Sudik R, Hüsch K, Steller J et al. (1996) Fertility and pregnancy outcome after myomectomy in sterility patients. Eur J Obstet Gynecol Reprod Biol 65: 209–214

Thomas EJ (1996) Add-back therapy for long-term use in dysfunctional uterine bleeding and uterine fibroids. Br J Obstet Gynecol 103 (Suppl 14): 18–21

Tiltman AJ (1985) The effects of progestins on the mitotic activity of uterine fibromyomas. Int J Gynecol Pathol 4: 89–96

Vollenhoven BJ, Lawrence AS, Healy DL (1990) Uterine fibroids: a clinical review. Br J Obstet Gynaecol 97: 285–298

Wallwiener D, Aydeniz B, Rimbach S, Diel IJ, Grischke EM, Rabe T, Bastert G (1996) Der Wandel des Spektrums uteruserhaltender Myomoperationen unter Einbeziehung von Endoskopie und dualer Myomtherapie. Gynäkol Geburtshilfliche Rundsch 36(3): 118–132

West CP, Lumsden MA, Hillier H, Sweeting V, Baird DT (1992) Potential role for medroxyprogesterone acetate as an adjunct to goserelin (Zoladex) in the medical management of uterine fibroids. Hum Reprod 7: 328–332

Wilcox LS, Koonin LM, Pokras R, Strauss LT, Xia Z, Peterson HB (1994) Hysterectomy in the United States, 1988–1990. Obstet Gynecol 83: 549–555

Ziegler D, Bessis R, Frydman R (1991) Vascular resistance of uterine arteries: physiological effects of estradiol and progesterone. Fertil Steril 55: 775–779

Zullo F, Pellicano M, Di Carlo C, De Stefano R, Marconi D, Zupi E (1998) Ultrasongraphic prediction of the efficacy of GnRH agonist therapy before laparoscopic myomectomy. J Am Assoc Gynecol Laparosc 5(4): 361–366

Grenzen der Organerhaltung und alternative operative Techniken

J. F. H. Gauwerky

Für alle gynäkologischen Chirurgen stellt sich beim Vorliegen von Myomen immer wieder die Frage, ob die Gebärmutter erhalten werden kann oder erhalten werden sollte. Gleichwohl habe ich immer wieder die Erfahrung gemacht, dass Patientinnen mit dem Wunsch nach Organerhalt zu mir kamen, denen ihr Frauenarzt die Gebärmutterentfernung als einzig mögliche Alternative vermittelt hat, obwohl eine Myomenukleation ohne Probleme möglich war. Diesen Frauen wird dann erzählt, dass beim Versuch der Myomenukleation das Risiko einer Gebärmutterentfernung erheblich sei. In meiner über 20-jährigen operativen Tätigkeit habe ich diesen Fall jedoch noch nie erlebt.

Das Erlebnis einer Operation mit meinem Lehrer, Fred Kubli, hat mich in dieser Einschätzung geprägt und gefestigt. Zu ihm kam eine Frau aus Saudi-Arabien mit einem 20 cm großen intramuralen Fundusmyom und Kinderwunsch. Alle Mitarbeiter in der Klinik waren der Meinung, dass diese Operation organerhaltend nicht möglich ist. Ich durfte damals Fred Kubli als Privatassistent assistieren. Überraschend war Folgendes: Das Myom ließ sich hervorragend enukleieren. Der Blutverlust war dank einer Technik, die ich bei anderen Operateuren später nicht mehr gesehen habe, minimal. Kubli hatte das Lig. latum beidseits gespalten, durch die Öffnungen einen Foley-Kathether um die Zervix geführt und damit ein Tournique angelegt, das die Aa. uterinae abklemmte. So konnte in aller Ruhe die Rekonstruktion der Gebärmutter und auch eine intramurale

Tubenanastomose erfolgen, von mir, als jungem Mikrochirurgen, vorgenommen.

Aus diesen Erfahrungen stellt sich für mich heute weniger die Frage, ob die Gebärmutter erhalten werden kann als die Frage der *Sinnhaftigkeit* einer Organerhaltung.

Dennoch: Grundsätzlich muss jede Organentfernung begründet sein. Oder anders formuliert: Die Indikation zur Organerhaltung ist grundsätzlich in allen Fällen gegeben, insbesondere, wenn die Frau es wünscht. Die Entfernung eines Organs, nur weil wir es so gelernt haben, kann nicht akzeptiert werden. Was für die Brust der Frau in der Behandlung des Mammakarzinoms allgemein akzeptiert ist, nämlich der unbedingte Versuch der Brusterhaltung bzw. eine Rekonstruktion, muss auch für die Gebärmutter gelten. Frau Dr. Ackermann ist in Kap. 1 auf die psychologischen Aspekte eingegangen. Die Integrität der Genitalorgane ist auch ein wichtiger Aspekt für partnerschaftliche Beziehung und das Selbstbild der Frau. Wir müssen umdenken: Nicht die Frau muss begründen, warum sie ihre Gebärmutter erhalten haben will, sondern wir als Ärzte müssen begründen, warum sie entfernt werden muss. Außerdem wissen wir, dass die Hysterektomiefrequenz in Regionen mit einer hohen Arztdichte groß und an die finanziellen Interessen des Arztes gekoppelt ist. Ein Hinweis dafür ist die hohe Hysterektomiefrequenz in den USA und die deutlich niedrigere in Schweden (◨ Tabelle 10).

Allgemein akzeptiert ist die Erhaltung der Gebärmutter bei Patientinnen mit Kinderwunsch im reproduktionsfähigen Alter. Bei Frauen über 40 Jahre oder bei Patientinnen mit abgeschlossener Familienpla-

Grundsätzlich muss jede Organentfernung begründet sein

◨ **Tabelle 10.** Hysterektomiefrequenz in den USA und Schweden (Nathorst-Böös et al. 1992)

USA	Schweden
530/100.000	150/100.000

nung wird der Erhalt des »Fruchthalters« eher kontrovers gesehen (Garcia 1993). Dennoch sollten auch diese Frauen ein Anrecht auf Organerhaltung haben.

Sicherlich hängt die Möglichkeit der Organerhaltung, aber auch die Möglichkeit des endoskopischen Operierens von der Anzahl, der Größe und der Lokalisation der Myome ab (■ Abb. 20). Vor Jahren habe ich dazu eine Studie durchgeführt, die zeigt, dass in der Hälfte aller Fälle maximal zwei Myome vorliegen, die kleiner oder gleich 5 cm im Durchmesser sind. Wir haben früher darüber diskutiert, ob diese Myome endoskopisch entfernt werden können und aus diesen Daten den Schluss gezogen, das in ca. 50 % eine endoskopische Operation möglich ist. Heute sind wir in unserer Klinik so weit, dass 95 % aller Myome endoskopisch operiert werden, auch wenn sie eine Größe von 10 cm oder mehr erreichen. Gleiches muss auch für die Möglichkeiten der Organerhaltung gelten.

Ein wichtiger Aspekt diesbezüglich ist der der Lokalisation. Es wird immer wieder gesehen, dass Patientinnen mit einem großen Uterus myomatosus abdominal hysterektomiert wurden, z. T. unter gleich-

> Möglichkeit der Organerhaltung hängt von der Anzahl, der Größe und der Lokalisation der Myome ab

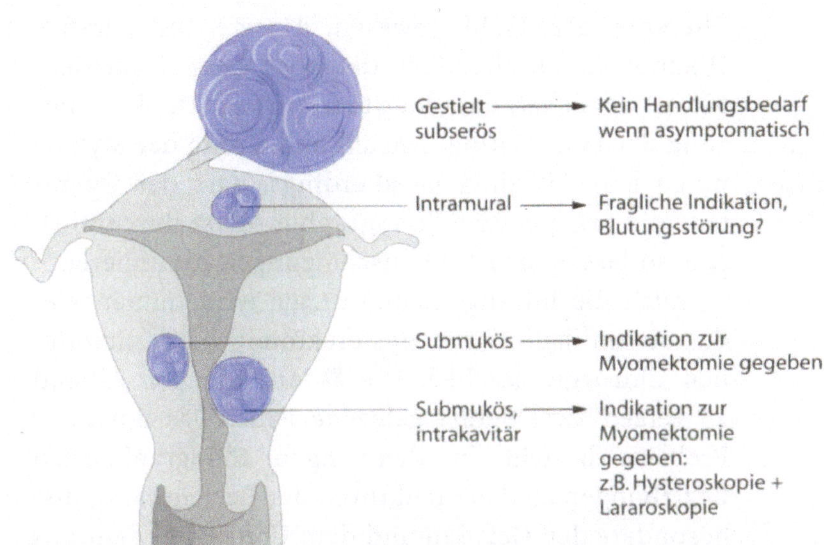

■ **Abb. 20.** Lokalisation unterschiedlichster Myome

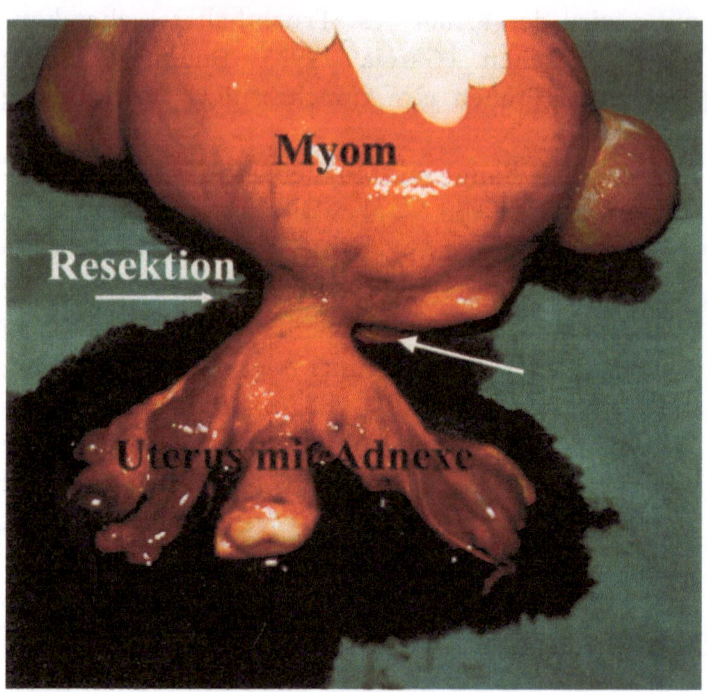

Abb. 21. Großer Uterus myomatosus mit subserös gestielten Fundusmyom. Operationspräparat

Wichtig ist, dass der Operateur die präoperative Sonographie selbst durchführt

zeitiger Entfernung der Eierstöcke. ◘ Abbildung 21 zeigt einen solchen Situs, bei dem es sich um ein auf dem Fundus uteri subserös gestieltes Myom handelte. Es waren weder die Laparotomie noch die Hysterektomie oder die Adnektomie indiziert. Bei dieser Patientin wäre die endoskopische Myomektomie die Therapie der Wahl gewesen. Unsere präoperative Diagnostik, einschließlich diagnostischer Laparoskopie, ist so sicher, dass meistens eine exakte Einschätzung der Lokalisation, Anzahl und Größe der Myome möglich ist. Wichtig ist allerdings, dass der Operateur die präoperative Sonographie selbst durchführt. Nur so lassen sich Fehleinschätzungen minimieren.

Auch die intraligamentäre Lage wird immer wieder als Indikation zur Hysterektomie oder zur offenen Chirurgie gesehen. Die ◘ Abbildungen 22 und 23 zeigen zwei derart gelegene Fälle. Das operative Problem besteht in den engen topographischen Beziehungen zu den Strukturen der Beckenwand, insbesondere den Gefäßen und dem Ureter. Bei *Kenntnis*

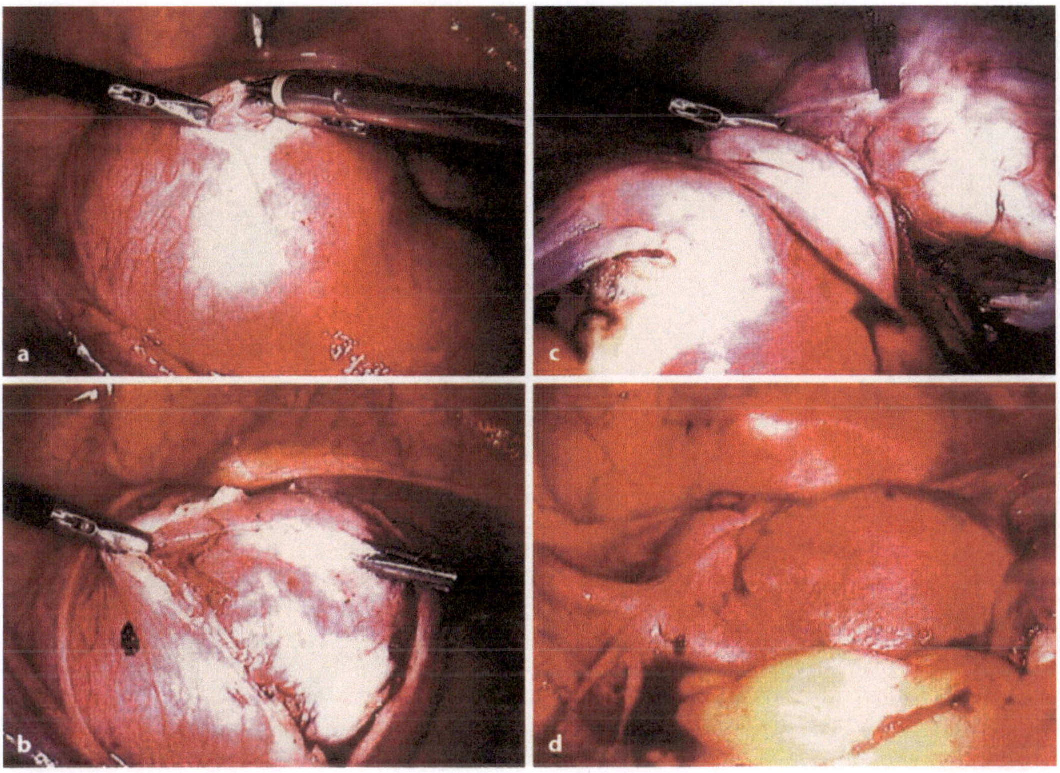

⬛ Abb. 22a–d. Intraligamentäres Myom links. **a,b** Spalten des Lig. latum über dem Myom. **c** Präparation dicht am Myom und schrittweises Herauslösen aus der Beckenwand. **d** Schlusssitus

dieser Beziehungen und *Beachtung* präparativer Regeln ist auch diese Lokalisation weder eine Indikation zur Hysterektomie noch zur Laparotomie. Intraligamentäre Myome sind gestielte Myome, die sich nicht *intraperitoneal*, sondern *retroperitoneal* entwickelt haben. Die Herauslösung aus dem Retroperitoneum ist in aller Regel erstaunlich einfach.

Im Gegensatz zu dem Gesagten gibt es eigentlich nur zwei Gründe, die Gebärmutter zu entfernen. Einerseits der ausdrückliche Wunsch der Patientin, andererseits die Rezidivquote, die je nach Untersuchungsmethode in der Literatur unterschiedlich angegeben wird. In klinischen Studien wird das

Intraligamentäre Myome können leicht endoskopisch organerhaltend operiert werden

Das kumulative Risiko klinisch relevanter Rezidive beträgt nach 5–10 Jahren 10–27 %

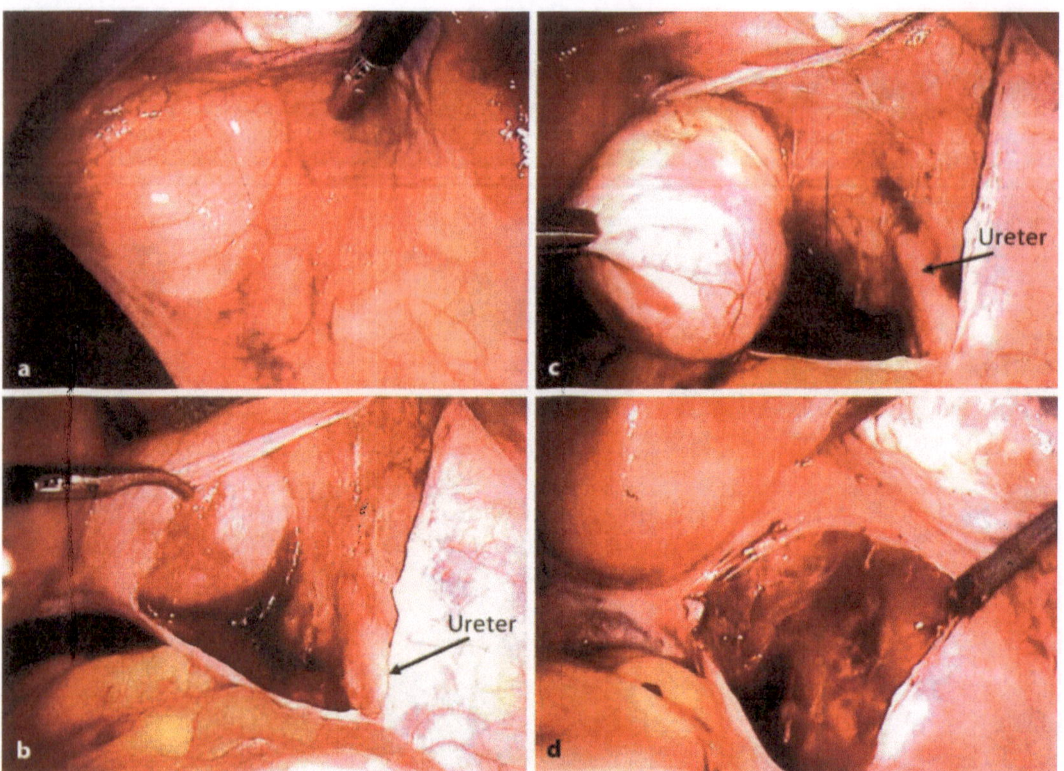

◘ Abb. 23a–d. Intraligamentäres Myom an der rechten Beckenwand, parazervikal. **a** Ausgangsbefund. **b,c** Darstellung des Ureters und Freilegung des Myoms. **d** Schlussbild

kumulative Risiko klinisch relevanter Rezidive nach 5–10 Jahren auf 10–27 % geschätzt (Candiani et al. 1991; Fauconnier et al. 2000). Nezhat et al. publizierten 1998 die Daten von 114 laparoskopischen Myomenukleationen und berichteten über eine Rezidivquote von 51,4 % nach fünf Jahren, wobei jedoch nur ca. ein Drittel dieser Frauen einen zusätzlichen chirurgischen Eingriff benötigte. In einer früheren Studie dieser Arbeitsgruppe (Nezhat et al. 1996) waren als Risikofaktoren die Anzahl der Myome, aber auch die Tiefe der Infiltration in die Uteruswandung gefunden worden. Gestielte Myome hatten überhaupt keine Rezidive, bei intramuralen Myomen lagen sie bei insgesamt 44,9 %. Das Rezidivrisiko wird derzeit bei laparoskopischem Vorgehen in einzelnen Studien höher eingeschätzt als bei offener Chirurgie. Auch soll es höher sein, wenn mehr als ein Myom vorliegt. Andererseits wurde kürzlich von Rosetti et al. (2001) eine Langzeitstudie publiziert, in der kein Unterschied zwischen dem Vorgehen mittels Laparoskopie oder Laparotomie gefunden wurde. Weder die Anzahl noch die Größe der Myome hatten einen Einfluss auf die Rezidivquote. Einziger statistisch signifikanter Risikofaktor war eine präoperative GnRH-Behandlung.

In der Studie von Fedele et al. (1995) hatten die Frauen, die nach einer Myomenukleation entbunden hatten, ein signifikant niedrigeres Rezidivrisiko als solche, die nicht schwanger wurden.

Eine interessante Technik der Myomenukleation wurde kürzlich von Pelosi et al. (2000) beschrieben. Sie könnte geeignet sein, die Laparotomie bei exzessiv großen Myomen (>1000 g) zu ersetzen. Die Autoren berichten über eine Technik, bei der die Hand durch eine »Glove-sized-Inzision« in die Bauchhöhle eingebracht wird. Das Pneumoperitoneum bleibt erhalten. Die von dieser Gruppe entfernten Myome hatten bei einer Patientin ein Gewicht von 3120 g.

Die Rezidivquote wird vor allem bei perimenopausalen Patientinnen bedeutsam. Im Rahmen der Anti-aging-Welle werden Hormone auch bis ins höhere Alter verordnet und eingenommen. Konnte früher davon ausgegangen werden, dass Myome jenseits der Wechseljahre ihre Bedeutung verlieren, so muss heute mit myombedingten Problemen bis ins hohe Alter gerechnet werden. In dieser Konstellation kann die definitive Entfernung des Organs Ruhe verschaffen.

Sollte eine Hysterektomie in Erwägung gezogen werden, sollte man den Frauen als Alternative zur Organerhaltung die laparoskopische suprazervikale Hysterektomie (LASH) anbieten. Es gibt keinen Grund, die Zervix mit ihren Bandstrukturen zu ent-

Alternative zur Organerhaltung ist die laparoskopische suprazervikale Hysterektomie (LASH)

fernen, wenn sie gesund ist. Unsere Ergebnisse sind nach anfänglichen Problemen hervorragend.

In einer kürzlich von Milad et al. (2001) publizierten Studie wurde die laparoskopisch assistierte vaginale Hysterektomie (LAVH) mit der LASH verglichen. Patientinnen mit LASH hatten eine kürzere Operationszeit, einen kürzeren Krankenhausaufenthalt und eine deutlich geringere Morbidität.

Unter dem Kostenaspekt wurde die LASH mit der abdominalen Hysterektomie (TAH) von Simon verglichen. Im Ergebnis sind beide Verfahren gleich teuer: $ 2716,- für die LASH und $ 2702,- für die TAH.

Auch wenn Myomrezidive in der verbliebenen Portio beschrieben sind (Bojahr et al. 1996), so ist dieses Risiko doch als minimal einzustufen.

Der Vorteil der LASH ist die geringere Dissektion von Blase und umgebenden parazervikalen Strukturen einschließlich Ureter. Ein potentieller Nachteil betrifft die Möglichkeit von weiteren Menstruationsblutungen, die mit bis zu 25 % angegeben werden (van der Stege u. van Beek 1999; Richards u. Simpkins 1995) und von der Operationstechnik abhängen. Auch wir haben in der Anfangsphase diese Probleme gesehen und nach Modifikation der Operationstechnik keine solchen Komplikationen mehr beobachtet.

Unser Vorgehen und die bisherigen Erfahrungen sollen im Folgenden vorgestellt werden.

Operative Technik

Die Operation erfolgt in konventioneller laparoskopischer Technik. Die personelle Besetzung umfasst den Operateur, einen Assistenten und eine Operationsschwester. Zur Kamaraführung verwenden wir das sprachgesteuerte Robotersystem AESOP 3000 von Computer Motion. Das mögliche »Setting« ist in ◧ Abb. 24 festgehalten. Wir benutzen gern paraumbilikale Zusatzeinstiche, sodass Operateur und Assistent in einer entspannten Position im Unterleib ope-

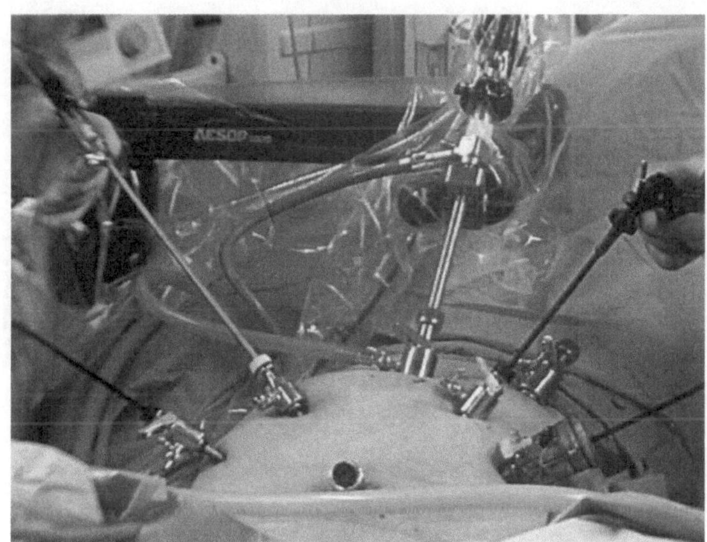

▪ Abb. 24. Laparoskopisches Setting. Anzahl und Position der Trokare müssen an die individuelle Situation angepasst werden. Für die laparoskopische suprazervikale Hysterektomie sind mindestens drei Zusatzeinstiche empfehlenswert

rieren können. Die dadurch entstehenden Narben sind bei entsprechender Versorgung sehr schnell nicht mehr nachweisbar. Die 5-mm-Einstiche werden bei uns nur noch mit einem »Steristrip« verschlossen. Bei sehr großen Myomen ist auch gegebenenfalls die Einbringung eines infrakostalen Zugangs notwendig, um genügend Übersicht zu haben. Nach Darstellung des kleinen Beckens und Inspektion des gesamten Abdomens erfolgt, wenn nötig, eine begleitende Adhäsiolyse.

Die Hysterektomie folgt der klassischen Technik, die in den ▪ Abb. 25 und 26 dargestellt ist:
- Absetzen der Ligg. rotunda nach Bikoagulation nahe am Uterus,
- Absetzen von der Adnexe nach Bikoagulation,
- Spalten des Lig. latum,
- Spalten des Blasenperitoneums und Distanzierung der Blase,
- Darstellung der Vasa uterina beidseits und Bikoagulation,
- Absetzen des Corpus uteri von der Zervix mittels Schere oder monopolarer Nadel,
- Koagulation des Zervikalkanals,

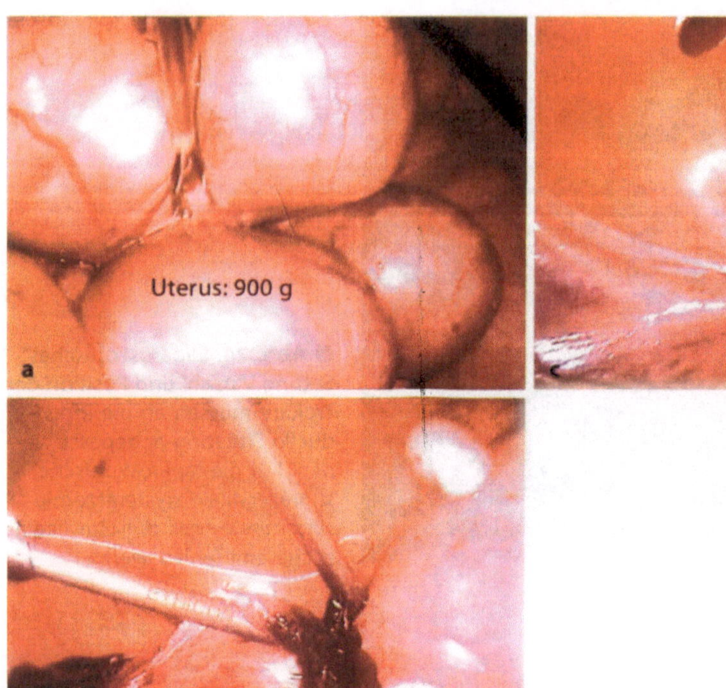

▧ Abb. 25a–c. Beispiel für LASH. **a** Ausgangsbefund mit großen, z. T. gestielten Myomen, die bis zum Nabel reichen. Einblick in die Bauchhöhle von einem infrakostalen Zugang. **b** Nach Abtragung einzelner Myome ist der Einblick ins kleine Becken besser. Die linke Adnexe ist abgesetzt und die A. uterina dargestellt. Sie wird in diesem Fall umstochen. **c** Schlussbild nach LASH bei 900 g Uterus

— Verschluss der Zervix mit zwei Einzelkopfnähten und Vereinigung der Lig. rotunda auf dem Zervix-stumpf,
— Peritonealisierung mit einer Tabaksbeutelnaht,
— Morcellieren des Uterus.

Beim Absetzen des Uterus von der Adnexe muss darauf geachtet werden, dass nicht zu dicht am Uterus präpariert wird, da man ansonsten immer wieder in die aszendierenden Uterinaäste gelangt und stets erneut eine Blutung einsetzt. Zusätzlich zur Koagulation der A. uterina, die nahe am Uterus erfolgt, führen wir eine Umstechung mit Vicryl 0 durch. Nach

Beim Absetzen des Uterus von der Adnexe nicht zu dicht am Uterus präparieren

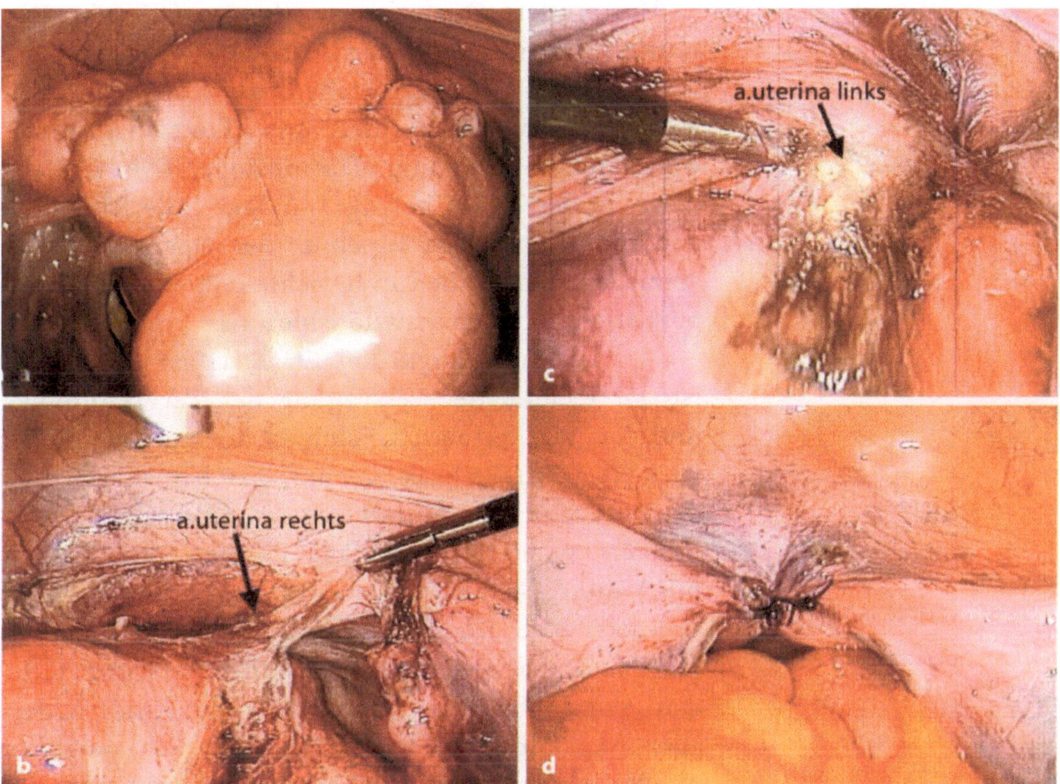

◘ Abb. 26a–d. Beispiel für LASH. **a** Ausgangsbefund mit großem Uterus myomatosus. **b** Nach Absetzen der rechten Adnexe und Spalten des Lig. latum Darstellung der rechten A. uterina und Bikoagulation. **c** Auch *links* Darstellung und Durchtrennung der A. uterina. **d** Schlussbild nach LASH bei 900 g Uterus

sorgfältiger Bauchtoilette wird eine intraperitoneale Drainage eingelegt, die für 24 h belassen wird. Es erfolgt eine perioperative Antibiotokaprophylaxe mit Ziacef und Clont.

Patientinnen und bisherige Erfahrungen

Vom 01. 01. 1999 bis 31. 12. 2000 wurde bei 55 Patientinnen eine laparoskopische suprazervikale Hysterektomie durchgeführt. Das mittlere Alter betrug 47 Jahre.

Die Hauptindikationen waren Blutungsstörungen oder Größenzunahme bei Uterus myomatosus.

Die mittlere Operationszeit betrug 102 min. Das mittlere Gewicht des Uterus war 250 g und reichte von 120–900 g. Operationsbedingte Komplikationen wurden nicht beobachtet und Bluttransfusionen waren nicht notwendig. Die postoperative Verweildauer in der Klinik betrug 3–5 Tage. Alle Patientinnen waren mit dem Ergebnis der Operation hoch zufrieden. Eine Patientin berichtete über eine leichte persistierende Menstruationsblutung.

Aus ersten anfänglichen Erfahrungen (vor 1999) ist die Technik der Versorgung des Zervixstumpfes und der Aa. uterinae, die sich an die von Semm entwickelte CISH-Technik anlehnt, nämlich die Ligatur der Zervix zusammen mit den aszendierenden Uterinaästen, nicht geeignet. Aus unseren Erfahrungen führt diese Technik dazu, dass die Zervix zu hoch abgesetzt wird. Dadurch wird Endometrium belassen und Menstruationsblutungen können persistieren. In den ersten Jahren der Anwendung von LASH hatten auch wir damit Probleme. Auch die Sicherung der Aa. uterinae ist mit dieser Technik nicht ausreichend. Die Ligatur kann abrutschen und massive Nachblutungen verursachen.

Zusammenfassung

Die Grenzen der Organerhaltung beim Uterus myomatosus sind fließend und müssen individuell stets neu überdacht werden. Grundsätzlich kann, rein operationstechnisch betrachtet, jeder Uterus erhalten werden. Wichtiger scheint die Frage nach der Sinnhaftigkeit des Organerhalts. Die Entscheidung dazu wird im individuellen Spannungsfeld zwischen dem Wunsch der Patientin und weiteren Erkrankungsrisiken getroffen. Meines Erachtens nach wird die »Indikation« zur Entfernung der Gebärmutter heute noch viel zu häufig gestellt. In das Spektrum der eingeschränkt radikalen Operationen sollte auch die laparoskopische suprazervikale Hysterektomie aufgenommen werden.

Literatur

Bojahr B, Lober R, Romer T, Schwesinger G (1996) Large cervix myoma after supra-cervical hysterectomy. Zentralbl Gynakol 118(8): 468–470

Candiani GB, Fedele L, Parazzini F, Villa L (1991) Risk of recurrence after myomectomy. Br J Obstet Gynaecol 98(4): 385–389

Fauconnier A, Chapron C, Babaki-Fard K, Dubuisson JB (2000) Recurrence of leiomyomata after myomectomy. Hum Reprod Update 6(6): 595–602

Fedele L, Parazzini F, Luchini L, Mezzopane R, Tozzi L, Villa L (1995) Recurrence of fibroids after myomectomy: a transvaginal ultrasonographic study. Hum Reprod 10(7): 1795–1796

Garcia CR (1993) Management of the symptomatic fibroid in women older than 40 years of age. Hysterectomy or myomectomy? Obstet Gynecol Clin North Am 20(2): 337–348

Milad MP, Morrison K, Sokol A, Miller D, Kirkpatrick L (2001) A comparison of laparoscopic supracervical hysterectomy vs. laparoscopically assisted vaginal hysterectomy. Surg Endosc 15(3): 286–288

Nathorst-Böös J, Fuchs T, von Schoultz B (1992) Consumers' attitude to hysterectomy. Acta Obstet Gynecol Scand 71: 230–234

Nezhat FR, Roemisch M, Nezhat CH (1996) Long-term follow-up of laparoscopic myomectomy. J Am Assoc Gynecol Laparosc 3 (Suppl 4): S35

Nezhat FR, Roemisch M, Nezhat CH, Seidman DS, Nezhat CRJ (1998) Recurrence rate after laparoscopic myomectomy. Am Assoc Gynecol Laparosc 5(3): 237–240

Pelosi MA, Pelosi MA III, Eim J (2000) Hand-assisted laparoscopy for megamyomectomy. A case report. J Reprod Med 45(6): 519–525

Richards SR, Simpkins S (1995) Laparoscopic supracervical hysterectomy versus laparoscopic-assisted vaginal hysterectomy. J Am Assoc Gynecol Laparosc 2(4): 431–435

Rosetti et al. (2001) Fertility outcome: long-term results after caparoscopie myomectomy. Gynecol Endocrinol 15: 129–134

Simon NV, Laveran RL, Cavanaugh S, Gerlach DH, Jackson JR (1999) Laparoscopic supracervical hysterectomy vs. abdominal hysterectomy in a community hospital. A cost comparison. J Reprod Med 44(4): 339–345

van der Stege JG, van Beek JJ (1999) Problems related to the cervical stump at follow-up in laparoscopic supracervical hysterectomy. JSLS 3(1): 5–7

Indikationen und Techniken zur laparoskopischen Myomektomie

K. Kolmorgen

Einleitung

In den letzten Jahren ist eine deutliche Zunahme der konservativen Operationen an Tube, Ovar und Uterus zu beobachten, die auf der einen Seite durch die sehr guten Möglichkeiten der modernen operativen Laparoskopie und andererseits aber auch durch den zunehmenden Wunsch vieler Patientinnen nach Organerhalt zu begründen sind. So ist insbesondere die laparoskopische Myomektomie für viele Frauen eine sehr gute Alternative zur Hysterektomie. Eine laparoskopische Entfernung von Myomen zur Uteruskosmetik ist daraufhin aber nicht berechtigt. Zu fordern ist immer eine exakte Indikationsstellung. Die Häufigkeit laparoskopischer Myomektomien betrug nach dem Komplikationsregister der Arbeitsgemeinschaft gynäkologische und geburtshilfliche Endoskopie von 1997 und 1998 bei 19.561 operativen Laparoskopien in 27 deutschen Kliniken 4,8 %.

Indikationen zur laparoskopischen Myomektomie

Eine laparoskopische Myomektomie ist bei intramuralen, subserösen oder gestielten Myomen indiziert, wenn gleichzeitig Beschwerden vorliegen, Blutungsstörungen bestehen oder wenn eine Sterilität hierdurch bedingt ist. Bei symptomlosen Myomen, die eine deutliche Wachstumstendenz zeigen, kann ab

Laparoskopische Myomektomie ist indiziert, wenn gleichzeitig Beschwerden vorliegen

einem Durchmesser von 3–4 cm eine Myomektomie zur Vermeidung einer späteren Hysterektomie erwogen werden.

Bei gestielten Myomen und bei Myomen mit sekundären Veränderungen (Ernährungsstörung, Erweichungszeichen, Verkalkungen u. Ä.) ohne Beschwerden ist ebenfalls aus prophylaktischen Gründen eine laparoskopische Entfernung zu befürworten. Auch Myome mit einer besonderen Lokalisation, wie z. B. prävesikal oder intraligamentär sollten zur Vermeidung ernsthafter Komplikationen frühzeitig entfernt werden. Eine Gelegenheitsoperation bei kleineren Myomen anlässlich einer anderen Laparoskopieindikation ist sehr kritisch zu bewerten und sollte in jedem Falle nur nach vorheriger Absprache mit der Patientin erfolgen.

Bei einer Myomgröße von mehr als 10 cm Durchmesser ist eine laparoskopische Entfernung in der Regel kontraindiziert, da die räumliche Enge im kleinen Becken dann keine exakte laparoskopische Operation erlaubt. Ausnahmen wären größere gestielte Myome, bei denen die Durchtrennung des Stieles keine technischen Probleme macht. Die Entfernung von Myomen aus dem Abdomen, die einen Durchmesser von mehr als 10 cm haben, ist heute leicht möglich.

Wegen der Zunahme möglicher Komplikationen sollten nicht mehr als drei größere Myome gleichzeitig entfernt werden.

In einem solchen Fall wäre bei Ablehnung der Hysterektomie eine Myomektomie per laparotomiam oder eine solche per laparoskopiam in zwei Schritten zu erörtern.

Bei zervikalen, prävesikalen, intraligamentären und tief intramural liegenden Myomen besteht erfahrungsgemäß ein höheres Operationsrisiko. Hier sollten die Erfahrungen des Operateurs, zu denen die Beherrschung mehrerer Koagulations-, Präparations-, Naht- und Myomentfernungstechniken zählen, für die Wahl eines laparotomischen oder laparoskopischen

Operationsweges entscheidend sein. Bei der Kombination intramurales oder gestieltes Myom und submuköses Myom ist in Einzelfällen auch eine gleichzeitig auszuführende laparoskopische und hysteroskopische Operation möglich.

Techniken der laparoskopischen Myomektomie

Allgemeine Hinweise

Zu den wichtigsten allgemeinen Hinweisen der laparoskopischen Myomektomie gehört die Forderung nach einer anatomiegerechten schichtgetreuen Präparation des zu entfernenden Myoms, bei der sowohl mono- als auch bipolare Koagulationstechniken eingesetzt werden können. Hierbei sollten Blutungen möglichst vermieden bzw. sofort gestillt werden, bevor weiterpräpariert wird, da eine spätere Blutstillung durch Retraktion der Gefäße ins Myometrium erschwert wird.

Wichtig: schichtgetreue Präparation des zu entfernenden Myoms

Beim Enukleieren eines Myoms muss sich der Operateur stets viel Zeit nehmen. Ein Myom ist zwar schnell herausgerissen, die dabei auftretende Blutung und das zerfetzte Myombett sind dann aber sehr schwer exakt zu versorgen. Eine Infiltration des zu entfernenden Myoms mit POR-8 (0,05 IE/ml), eine exakte Fixation des Myoms mit einem Myombohrer oder einer Krallenfasszange (◨ Abb. 27) sowie ein suffizientes Saug- und Spülsystem erleichtern die Operation erheblich.

Für eine sichere Operationstechnik mit guter Uterus- bzw. Myomfixation empfehlen wir das Einführen von drei Zusatzeinstichen (zwei 5-mm-Trokarhülsen lateral und ein 11-mm-Multifunktionstrokar in der Mittellinie).

Für eine sichere Operationstechnik mit guter Uterus- bzw. Myomfixation Einführen von drei Zusatzeinstichen

Abgetragene Myome sollten wegen der immer wieder vorkommenden Verluste im Abdomen sofort entfernt oder sicher gelagert werden.

Cave: Myomverlust

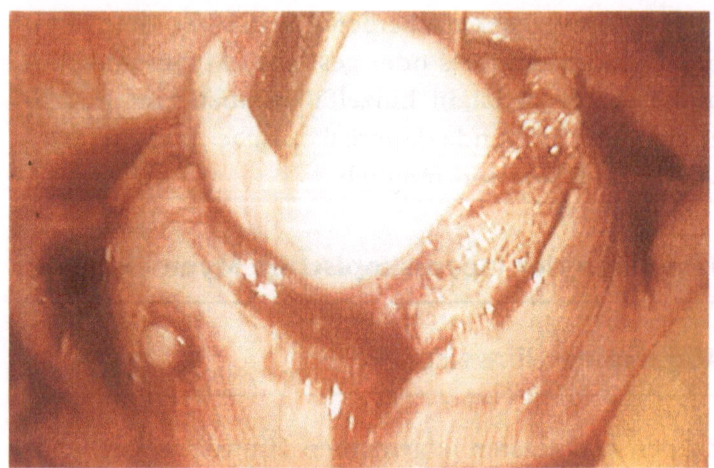

◙ Abb. 27. Fixieren eines 4×4 cm großen intramuralen Myoms mit der Krallenfasszange bei blutungsarmer schichtgetreuer Präparation

Robinson-Drainage für 24–48 Stunden

Nach jeder Myomektomie ist das Einführen einer Robinson-Drainage für 24–48 Stunden und eine postoperative exakte Sonographiekontrolle des Uterus zur frühzeitigen Erkennung einer Nachblutung bzw. einer Nahtdehiszenz zu empfehlen.

Eine Vorbehandlung mit GnRh-Analoga zur Verkleinerung der Myome ist bei der laparoskopischen Myomektomie im Gegensatz zur hysteroskopischen nicht erforderlich.

Operationstechnik bei gestielten oder breitbasig aufsitzenden Myomen

Gestielte Myome lassen sich nach Ligatur oder Koagulation des Stieles mit anschließender scharfer Durchtrennung leicht abtragen (◙ Abb. 28).

Leider rutschen die Schlingen durch Retraktion des Stieles oft ab. Um dies zu verhindern, benutzen wir immer eine doppelte Röder-Schlingenligatur (z. B. PDS und Catgut-Schlinge), wobei der Stumpf ca. 4 mm lang sein sollte. Das Abrutschen einer Ligatur bei dickem Stiel kann auch verhindert werden, wenn eine Durchstechungsligatur mit intra- oder extrakorporaler Knotung erfolgt. Bei der Koagulation des Stieles ist immer auf eine ausreichende Blutstil-

Cave: Ligaturen können abrutschen

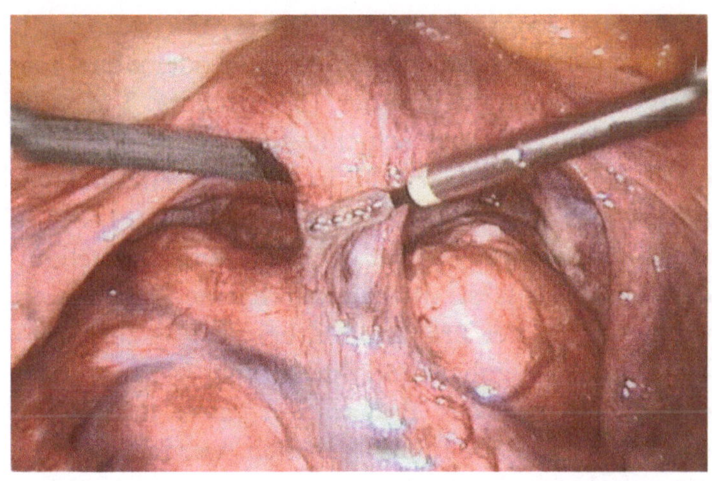

Abb. 28. Bipolare Koagulation des 0,5 cm dicken Stieles eines 260 g schweren gestielten Fundusmyoms

lung zu achten. Nach der Entfernung breitbasig aufsitzender Myome entstehen nach Abtragung durch Koagulation oder teilweiser Ausschälung oft sehr große, schwer oder nicht zu deckende Defekte oder auch schwer zu stillende Blutungen. Je breitbasiger diese Myome dem Uterus aufsitzen, umso eher sollten sie deswegen enukleiert, statt nach massiver Koagulation abgetragen werden. Einmal entferntes Myometrium lässt sich nicht ersetzen. Nach der Enukleation des Myoms schrumpft das vorher überdehnte gesunde Myometrium, und es lässt sich durch einstülpende Nähte ein sehr guter und sicherer Wundverschluss herbeiführen.

Operationstechniken bei subserösen oder intramuralen Myomen

Nach Infiltration des Myoms mit POR-8 verwenden wir eine monopolare Nadel zum Aufsuchen der Myomkapsel.

Monopolare Inzision zum Aufsuchen der Myomkapsel

Mit dieser Nadel kann man sehr schön Schicht für Schicht die Serosa und die mehr oder weniger dicken Myometriumschichten je nach Lage des Myoms durchtrennen. Die Nadel dient dabei weniger der Blutstillung als dem Aufsuchen der richtigen Schicht.

Andere Autoren eröffnen das Myometrium nach dem Legen einer Koagulationsstraße oder ohne vorherige Koagulation mit der Hakenschere. Das Aufsuchen der richtigen Schicht, die sich meistens als glatte Myomkapsel darstellt, ist für den weiteren Operationsverlauf, bei dem diese Schicht als Leitlinie dient, sehr wichtig (■ Abb. 27). Eine gute Darstellung der Schichten lässt sich oft durch eine Aquadissektion während der Präparation, bei der die zuführenden Gefäße koaguliert und durchtrennt werden, erreichen. Während der Präparation muss das Myom ständig unter Spannung gehalten werden (großer Myombohrer oder Krallenfasszange) und ein zweites Instrument (Fasszange) distanziert das Myometrium. Von besonderer Bedeutung ist die Koagulation der Basisgefäße des Myoms (■ Abb. 29), bei denen sich gelegentlich auch eine Röder-Schlingenligatur anbietet. Je tiefer das Myom liegt, um so exakter muss die Präparation sein, da es sonst zu stärkeren Blutungen kommt. Größere Myome lassen sich gelegentlich besser enukleieren, wenn sie in zwei Hälften gespalten werden.

Nur bei subserösen Myomen mit kleinen Läsionen oder blutungsfreien, sich selbst einstülpenden Wundrändern verzichten wir auf einen Wundverschluss durch Naht. In allen anderen Fällen sollte ein ein-

Während der Präparation muss das Myom ständig unter Spannung gehalten werden (großer Myombohrer oder Krallenfasszange)

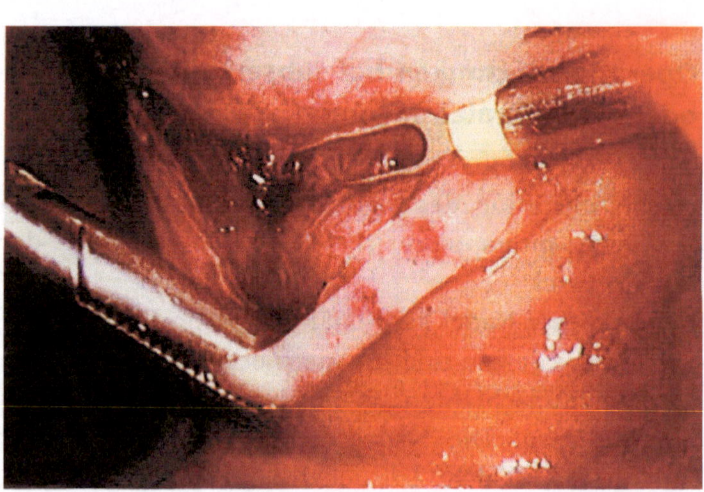

■ Abb. 29. Sichere Blutstillung der Basisgefäße eines tief intramural liegenden Myoms

oder zweischichtiger Wundverschluss in der Tiefe durch Einzelknopfnähte und oberflächlich durch eine einstülpende fortlaufende Naht erfolgen. Hierbei können alle Nadelformen eingesetzt werden.

Bei der fortlaufenden Naht verwenden wir gerne die 3–0-PDS-Lahodny-Naht (◨ Abb. 30).

Wichtig: kompetenter Nahtverschluss

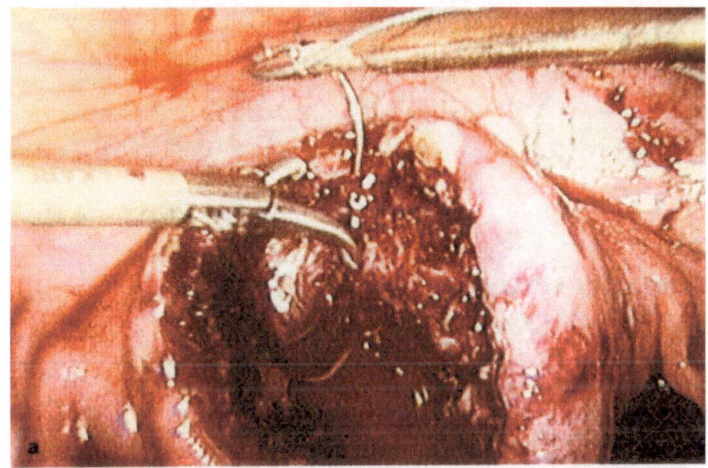

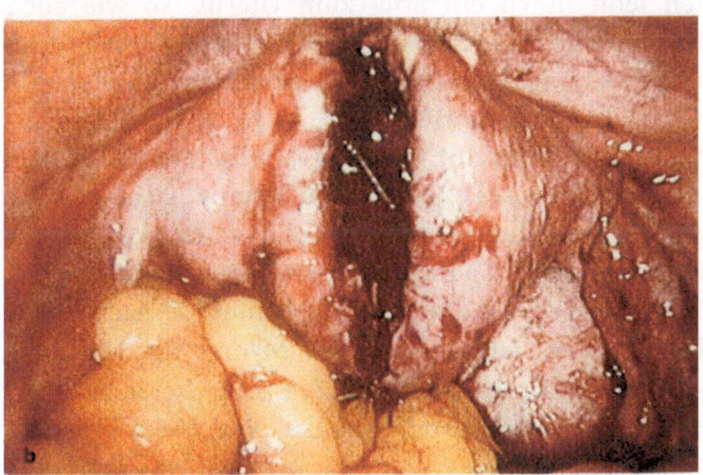

◨ **Abb. 30a–c.** Zweischichtiger Wundverschluss durch tief greifende Einzelknopfnähte mit runder Nadel und nachfolgende fortlaufende Lahodny-Naht

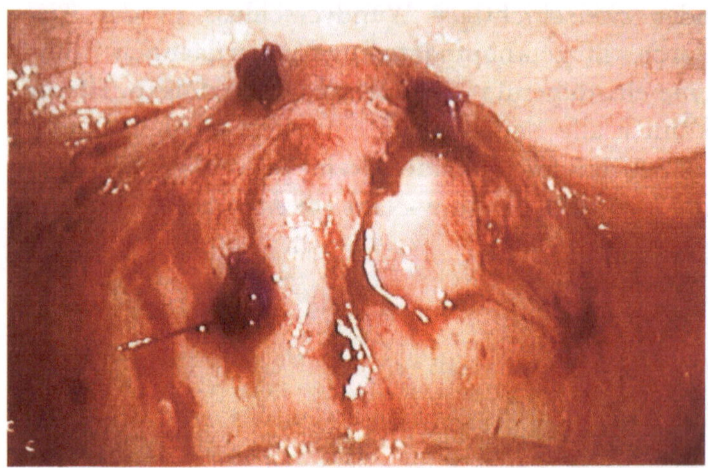

◼ Abb. 30c

Operationstechnik
bei intraligamentären Myomen

Intraligamentäre Myome sind eine Sonderform gestielter Myome

Cave: Blase, Uterusgefäßen und Ureter

Intraligamentäre Myome im Ligamentum latum sind in der Regel eine Sonderform gestielter Myome. Selten fehlt ihnen ein Stiel zum Uterus, so wie auch Myome an der Beckenwand oder anderer Lokalisation ohne Uterusbeziehungen vorkommen können. Je nach Hauptlokalisation lassen sich die intraligamentären Myome nach Eröffnung des hinteren oder vorderen Blattes des Ligamentum latums leicht herauspräparieren, wobei mit gleicher Vorsicht wie bei der intramuralen Präparation vorgegangen werden sollte. Mit besonderer Aufmerksamkeit muss je nach Lokalisation und Ausdehnung des Myoms die Nachbarschaft von Blase, Uterusgefäßen und Ureter beachtet werden. In Zweifelsfällen sollte eine Ureterpräparation erfolgen.

Auch zervikale Myome können laparoskopisch entfernt werden. Bei ihrer Lokalisation an der Zervixvorderwand ist ein Abschieben der Blasenumschlagsfalte nötig. Bei lateraler Lokalisation besteht eine größere Gefahr von Gefäß- und Ureterverletzungen.

Entfernung abgetragener Myome aus dem Abdomen

Bei den Anfängen der laparoskopischen Myomektomie wurden zunächst die abgetragenen Myome über eine hintere Kolpotomie in toto oder in mühevoller Handarbeit mit Hilfe einer Gewebestanze in kleinsten Teilstücken entfernt. Heute stehen außer den per Hand betriebenen Morcellatoren sehr gute motorbetriebene Morcellatoren zur Verfügung, mit denen auch große Myome schnell und sicher aus dem Abdomen entfernt werden können.

Entfernung mit motorbetriebenen Morcellatoren unproblematisch

Zusammenfassung

Die laparoskopische Myomektomie kann derzeitig als cine Standardoperationsmethode bezeichnet werden und sollte sich als solche sinnvoll in die verschiedenen operativen Behandlungsmethoden der Myomerkrankung des Uterus (Myomektomie per laparotomiam oder per hysteroskopiam, herkömmliche Hysterektomiemethoden, LAVH, CISH, suprazervikale oder totale laparoskopische Hysterektomie) einreihen.

Laparoskopische Myomektomie kann als Standardoperationsmethode bezeichnet werden

Bei den Indikationen zur laparoskopischen Myomektomie stehen die Myome mit Beschwerden, sekundären Veränderungen, Wachstumstendenz, Kinderwunsch und besonderer risikobehafteter Lokalisation im Vordergrund.

***Indikationen:** Myome mit Beschwerden, sekundären Veränderungen, Wachstumstendenz, Kinderwunsch und besonderer risikobehafteter Lokalisation*

Gelegenheitsoperationen sind sehr kritisch zu beurteilen und sollten nur nach vorausgegangener Absprache mit der Patientin erfolgen.

Für eine erfolgreiche und risikoarme Myomenukleation ist das anatomiegerechte, vorsichtige Operieren in der richtigen Schicht mit einer subtilen Blutstillung zu betonen. Bei klaffenden und/oder blutenden Wundrändern bzw. tiefen Wunden ist immer eine endoskopische schichtgetreue Naht zu empfehlen. Bezüglich der möglichen Komplikationen muss hervorgehoben werden, dass bei laparoskopischen Myomektomien, vorwiegend wegen der intra- und postoperativen Blutungsgefahr, die Bereitschaft zur rechtzeitigen Konversion und eine gute postoperative Überwachung einschließlich der empfohlenen Robinson-Drainage gewährleistet werden sollte. Empfehlungen, die auch bei ambulant ausgeführten Myomektomien zu beachten sind.

Neue Aspekte
der Adhäsionsprophylaxe

M. Korell

Adhäsionen treten nach annähernd allen Operationen im Bauchraum auf und können für die Betroffenen schwerwiegende Probleme von Sterilität über Schmerzen bis hin zum lebensbedrohlichen Ileus verursachen. Auch nach langjähriger Forschung und vielfachen Versuchen muss dieses Problem nach wie vor als noch nicht gelöst angesehen werden.

Viele Methoden zur Adhäsionsprophylaxe wie z. B. Dextran- oder Ringerlaktatlösung oder antiinflammatorische Medikamente mussten als nicht wirksam eingestuft werden. Lediglich die so genannten Barrieremethoden haben sich als klinisch effektiv erwiesen (diZerega 1996; Rodgers et al. 1990). Hierzu zählen hauptsächlich Interceed TC7 und Seprafilm (Beck 1997; Larsson 1996). In den letzten Jahren kam mit Intergel, einem Gel aus mit Eisen versetzter Hyaluronsäure, eine zusätzliche Möglichkeit zur Adhäsionsprophylaxe hinzu (Johns et al. 2001; Lundorff et al. 2001).

Als aktuellstes Präparat ist seit Dezember 2001 SprayGel in Europa zur Adhäsionsprophylaxe zugelassen. Diese aus zwei Komponenten bestehende Lösung enthält Polyethylenglycol, das auf den Peritonealdefekt gesprüht wird und dort eine feste gelartige Schicht bildet (◧ Abb. 31, 32). Durch Anfärbung mit Methylenblau kann die aufgetragene Schicht gut beobachtet werden (◧ Abb. 33). Die tierexperimentellen Studien zeigten eine deutliche Reduktion der postoperativen Verwachsungen im Vergleich zur Kontrollgruppe (Dunn et al. 2001; Ferland et al. 2001). Die ersten klinischen Anwendungen bestätigten

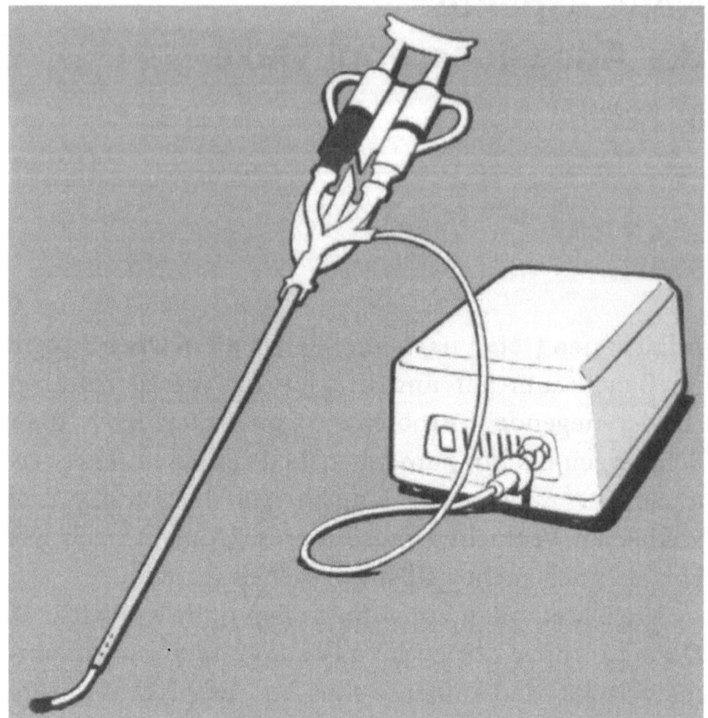

▪ Abb. 31. Applikationssystem für SprayGel. Im Hintergrund sieht man die Pumpe zur Erstellung eines sauerstoffhaltigen Pneumoperitoneums und zur Verneblung der Flüssigkeiten. Im Vordergrund ist der Sprühkatheter mit den Spritzen für die zwei Komponenten abgebildet

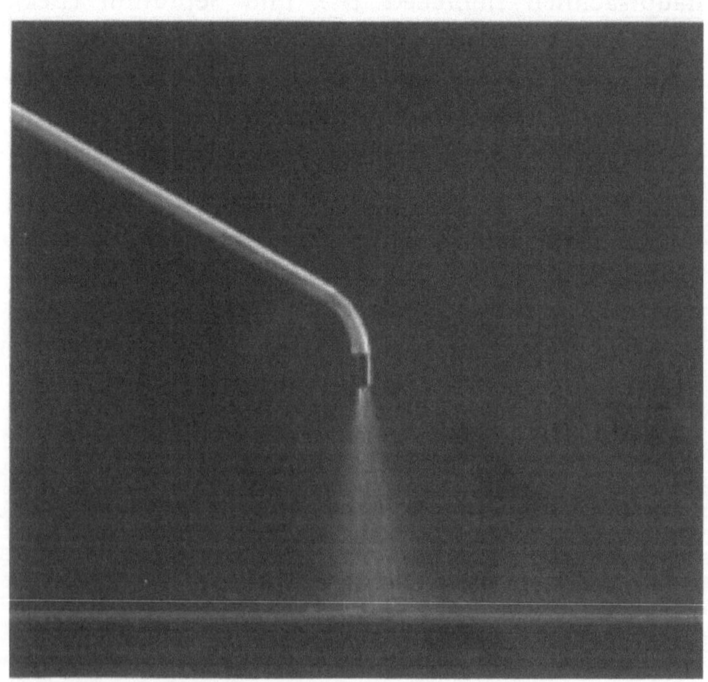

▪ Abb. 32. Durch den konstanten Luftstrom lässt sich das Polyethylenglycol gut auf Oberflächen auftragen

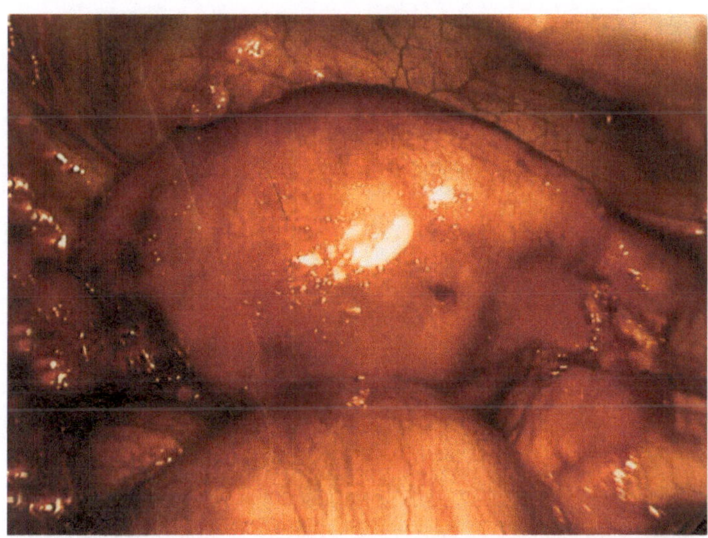

Abb. 33. Uterus nach Myomentfernung mit abgedeckter Serosa durch SprayGel

diese Daten. Substanzspezifische Nebenwirkungen wurden nicht beobachtet.

Bewertung der verschiedenen Methoden zur Adhäsionsprophylaxe

Im Folgenden soll eine Bewertung der wichtigsten Präparate zur Vermeidung postoperativer Verwachsungen versucht werden.

Interceed TC7

Das Netz aus Methylzellulose ist endoskopisch sehr einfach anzuwenden und hat sich in klinischen Studien als sicher und effektiv erwiesen (Larsson 1996). Besonders nach der endoskopischen Myomenukleation lässt sich dieses Netz sehr gut zur Reduktion des ansonsten sehr hohen Adhäsionsrisikos einsetzen (Tulandi et al. 1993). Günstig ist hierbei, dass problemlos auch eine Drainage zur Kontrolle der postoperativen Blutung eingesetzt werden kann (■ Abb. 34).

Drainage zur Kontrolle der postoperativen Blutung kann eingesetzt werden

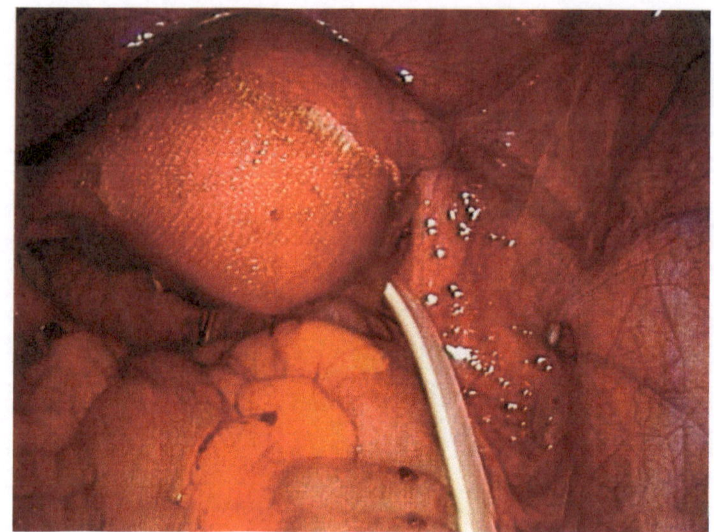

Intergel

Gel aus Hyaluronsäure und Eisen, lässt sich großflächig im gesamten Bauchraum verteilen

Das aus Hyaluronsäure und Eisen bestehende Gel lässt sich sehr gut großflächig im gesamten Bauchraum verteilen (**Abb. 35**). In verschiedenen klinischen Studien konnte eine effektive Adhäsionsprophylaxe erreicht werden (Johns et al. 2001; Lundorff et al. 2001). Spezifische Nebenwirkungen wurden nicht vermehrt beobachtet. Dennoch treten auch

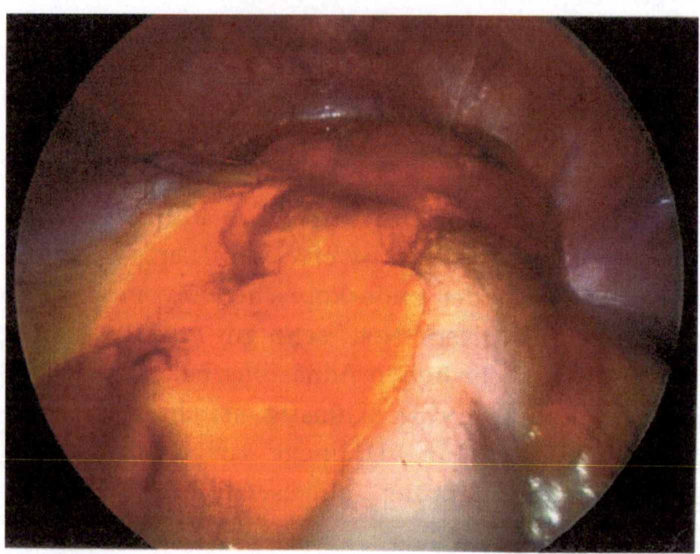

Abb. 35. Einsatz von Intergel zur Adhäsionsprophylaxe nach Lösung von Verwachsungen am Dünndarm

nach eigener Erfahrung in Einzelfällen vermehrt postoperative Schmerzen auf, die wohl am ehesten auf eine Peritonealreizung zurückzuführen sind. Vermeiden sollte man eine Anwendung von Intergel nach Adhäsiolyse mit Darmverletzung, da eine Verstärkung der Peritonitis nicht ausgeschlossen werden kann. Insgesamt steht mit Intergel ein endoskopisch leicht anzuwendendes, wirksames Mittel zur Verfügung, das gerade bei ausgedehnten intraabdominellen Wundflächen zur Anwendung kommen kann.

Vermeiden einer Anwendung von Intergel nach Adhäsiolyse mit Darmverletzung

SprayGel

Bislang liegen noch keine ausreichenden klinischen Erfahrungen mit diesem neuen Präparat aus Polyethylenglycol vor. Die Ergebnisse der tierexperimentellen Studien und der Pilotstudie lassen auf eine gute Wirksamkeit hoffen (Dunn et al. 2001; Ferland et al. 2001). Unsere eigenen ersten Erfahrungen mit SprayGel bestätigten die gute Handhabung. Vorteilhaft sind die gut lokalisierbare Anwendbarkeit, z. B. auch an der vorderen Bauchwand, und die Möglichkeit der sofortigen Spülung bzw. Einlage einer Drainage (◨ Abb. 36).

Ergebnisse aus tierexperimentellen Studien und Pilotstudie lassen auf gute Wirksamkeit hoffen

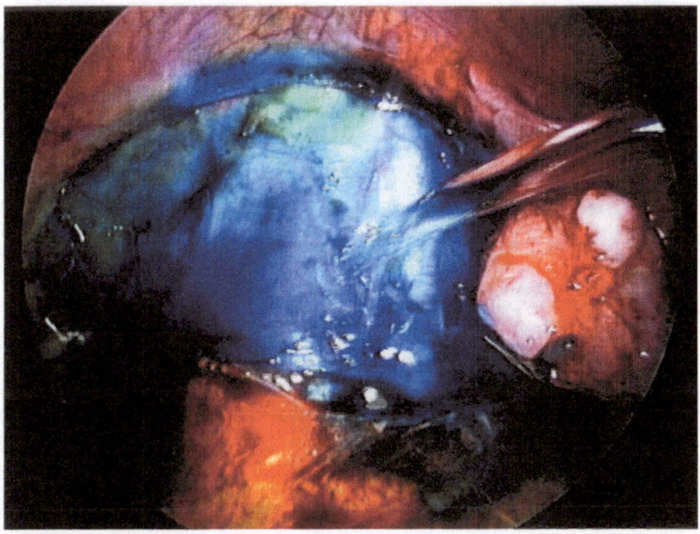

◨ **Abb. 36.** Spülung des Bauchraums nach Applikation von SprayGel auf einen Peritonealdefekt an der linken Beckenwand

Die weitere klinische Anwendung wird den zukünftigen Stellenwert dieser neuen, viel versprechenden Methode zur Adhäsionsprophylaxe zeigen.

Schlussfolgerung

Obwohl seit mehreren Jahren verschiedene Methoden zur Adhäsionsprophylaxe zur Verfügung stehen, werden diese im klinischen Alltag nur sporadisch eingesetzt. Einerseits wird die Effektivität in Frage gestellt, andererseits erschweren die ökonomischen Zwänge des heutigen Gesundheitswesens zusätzliche Ausgaben für derartige Produkte erheblich. Zudem existiert keine operative Qualitätskontrolle, die die Folgekosten der Adhäsionen für das Gesundheitssystem erfassen und ursächlich zuordnen könnte. Vielmehr ist eine mehrfache Behandlung bzw. die Notwendigkeit erneuter operativer Eingriffe wirtschaftlich für den einzelnen Arzt sogar von Vorteil.

Den betroffenen Patientinnen ist mit dieser Einstellung zu dem wichtigen Thema der Adhäsionen nicht geholfen. Immerhin muss nach einer Bauchoperation jeder dritte Patient innerhalb der nächsten 10 Jahre durchschnittlich zweimal erneut wegen Verwachsungsbeschwerden behandelt werden (Ellis et al. 1999).

Grundlage einer wirksamen Vermeidung von Verwachsungen ist neben einer sorgfältigen Indikationsstellung eine möglichst atraumatische Operation. Besonders Defekte am viszeralen Peritoneum (Uterus, Tube, Darm etc.) müssen vermieden bzw. sorgfältig gedeckt werden, da ansonsten in bis zu 90 % mit postoperativen Verwachsungen zu rechnen ist (Korell et al. 1994). Hier bleibt dann lediglich die Anwendung der heute verfügbaren Barrieremethoden, um das Adhäsionsrisiko zu vermindern.

Literatur

Beck DE (1997) The role of Seprafilm bioresorbable membrane in adhesion prevention. Eur J Surg 163: 49–55

diZerega G (1996) Use of adhesion prevention barriers in ovarian surgery, tubalplasty, ectopic pregnancy, endometriosis, adhesiolysis and myomectomy. Curr Opin Obstet Gynecol 8: 230–237

Dunn R, Michelle MD, Edelman PG, Campbell PK (2001) Evaluation of the SprayGel adhesion barrier in the rat cecum abrasion and rabbit uterine horn adhesion models. Fertil Steril 75: 411–416

Ellis H, Moran BJ, Thompson JN et al. (1999) Adhesion-related readmissions after abdominal pelvic surgery. Lancet 1: 1476–1480

Ferland R, Mulani D, Campbell PK (2001) Evaluation of a sprayable polyethylene glycol adhesion barrier in a porcine efficacy model. Hum Reprod 16(12): 2718–2723

Johns DB, Keyport GM, Hoehler F, diZerega GS (2001) Reduction of postsurgical adhesions with Intergel adhesion prevention solution: a multicenter study of safety and efficacy after conservative gynecologic surgery. Intergel Adhesion Prevention Study Group. Fertil Steril 76(3): 595–604

Korell M, Scheidel P, Hepp H (1994) An animal experimental model for adhesion reformation study. J Investigative Surgery 7: 409–415

Larsson B (1996) Efficacy of Interceed in adhesion prevention in gynecologic surgery: a review of 13 clinical studies. J Reprod Med 41: 27–34

Lundorff P, van Geldorp H, Tronstad SE, Lalos O, Larsson B, Johns DB, diZerega GS (2001) Reduction of post-surgical adhesions with ferric hyaluronate gel: a European study. Hum Reprod 16(9): 1982–1988

Rodgers K, Girgis W, diZerega GS, Johns DB (1990) Intraperitoneal tolmetin prevents postsurgical adhesion formation in rabbits. Int J Fertil 35(1): 40–45

Tulandi T, Muray C, Guralnik M (1993) Adhesion formation and reproductive outcome after myomectomy and second look laparoscopy. Obstet Gynecol 82: 213–215

Adhäsionen nach endoskopischer Myomenukleation

M. Korell, N. von Obernitz und H. Hepp

Das Auftreten von Verwachsungen ist eine häufige Folge nach praktisch allen operativen Eingriffen im Bauchraum. Die möglichen Auswirkungen reichen dabei von Schmerzen über Sterilität bis hin zum Ileus (diZerega 1994; Holtz 1984; Monk et al. 1994; Stone 1993). Die Entstehung von Adhäsionen ist direkt mit dem Heilungsprozess von Peritonealdefekten verbunden. Durch tierexperimentelle und klinische Studien konnte gezeigt werden, dass das viszerale Peritoneum (Uterus, Ovar, Tube und Darm) deutlich mehr von der Ausbildung von Verwachsungen betroffen ist als das parietale Peritoneum (Becken- oder Bauchwand; Larsson 1996; Korell 1994). Bei Eingriffen an den Adnexen bzw. am Uterus ist dementsprechend in bis zu 90 % mit postoperativen Adhäsionen zu rechnen (diZerega 1994; Stone 1993). Besonders nach Myomenukleationen sind extrem häufig Verwachsungen zu beobachten. Dabei ist die Inzidenz von der Myomlokalisation abhängig. Während eine Uterotomie an der Vorderwand bei über der Hälfte der Frauen zu Adhäsionen führt, ist dies an der Hinterwand zu weit über 90 % der Fall (Tulandi et al. 1993).

Viele Anstrengungen wurden unternommen und verschiedenste Präparate eingesetzt, um das Problem der Verwachsungen zu lösen (s. Übersicht). Dabei müssen die meisten der Maßnahmen wie Heparin, Kortison, Dextran- oder Ringerlösung etc. in der klinischen Praxis als nicht wirksam zur Adhäsionsprophylaxe eingeschätzt werden.

> Bei Eingriffen an den Adnexen bzw. am Uterus ist in bis zu 90 % mit postoperativen Adhäsionen zu rechnen

Adjuvanzien in der Adhäsionsprophylaxe

- Hemmung in der Entzündungsreaktion
  - Kortikosteroide
  - Nichtsteroidale Antiphlogistika
  - Kalziumantagonisten
  - Pentoxifyllin
- Verhinderung einer Fibrindeposition
  - Heparin
- Unterstützung der Fibrinolyse
  - Urokinase etc.
- Verringerung des Gewebetraumas
  - Dextranlösung
  - Hyaluronsäure
- Barrieremethoden
  - Interceed TC7
  - Goretex SM
  - Hyaluronsäure (Intergel/Seprafilm)
  - Amnionmembran
  - Fibrinkleber etc.
- Intraabdominelle Instillation
  - Dextranlösung
  - Ringerlaktatlösung
  - Silikon etc.
- Plasminogenaktivierung
  - Pentoxifyllin
  - Rekombinantes TPA (»tissue plasminogen activator«)
- Andere

Nur die Vermeidung jeglicher Serosadefekte bei der Operation kann die Entstehung von Adhäsionen verhindern. Ist dies operativ nicht möglich, kann nur die Deckung der Wundflächen die Inzidenz und das Ausmaß der Verwachsungen reduzieren. Die bislang dafür verwendeten, kommerziell erhältlichen Barrieremethoden – Interceed TC7 (Netz aus Zellulose) und Goretex SM (Membran aus Polyfluorethylen – sind nachweislich effektiv in der Adhäsionsprophylaxe, können aber die Adhäsionsinduktion nicht vollständig verhindern (Interceed Adhesion Barrier Study Group 1989; Korell et al. 1996; Mais et al. 1995; Surgical Membrane Study Group 1992).

Wir konnten durch den Einsatz dieser Barrieremethoden eine deutliche Reduktion der postoperativen Verwachsungen nach Myomenukleation per

Barrieremethoden sind nachweislich effektiv in der Adhäsionsprophylaxe

Laparotomie feststellen (Korell 1996). Dabei war der Anteil von Frauen ohne Verwachsungen bei der Anwendung von Interceed TC7 (54,5 %) und Goretex SM (56,3 %) vergleichbar und deutlich höher als ohne Adhäsionsprophylaxe (21,4 %).

Seit kurzer Zeit ist mit Intergel ein neues Präparat auf dem Markt, das auf der Basis von Hyaluronsäure (HA) die Inzidenz von Verwachsungen reduzieren soll. Die HA ist seit längerem Gegenstand tierexperimenteller und klinischer Untersuchungen (Beck 1997; Burns et al. 1996; Delaco et al. 1998; Rodgers et al. 1997).

Wir haben in einer Studie die Wirksamkeit zur Adhäsionsprophylaxe von Intergel im Vergleich zu Interceed TC7 bei endoskopischen Myomoperationen untersucht (◙ Abb. 37).

Studie zur Effektivität von Intergel versus Interceed TC7 bei der endoskopischen Myomchirurgie

Die Patientinnen mit Uterus myomatosus und Indikation zur Second-look-Laparoskopie aufgrund des hohen Verwachsungsrisikos erhielten randomisiert entweder Interceed TC7 oder Intergel als Adhäsionsprophylaxe.

Dabei wurde nach Abschluss der endoskopischen Myomenukleation die Nahtstelle mit einem Interceed TC7 vollständig bedeckt (◙ Abb. 38) oder das kleine Becken mit Intergel gefüllt (◙ Abb. 39).

Die Inzidenz und das Ausmaß der postoperativen Verwachsungen wurde durch eine Second-look-Laparoskopie nach 4–8 Wochen ermittelt. Die Einteilung erfolgte dabei in keine, leichte und starke Adhäsionen.

Von 7/98 bis 7/99 wurden insgesamt 70 Frauen in die Studie eingeschlossen. Bei insgesamt 48 Patientinnen konnte bislang eine Second-look-Laparoskopie durchgeführt werden. Hierbei zeigten sich bei

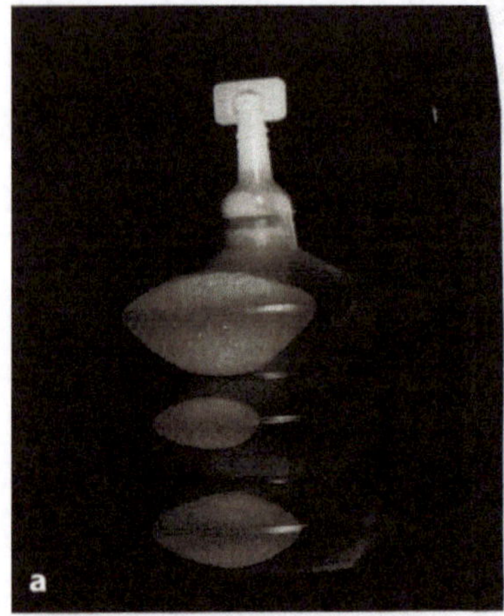
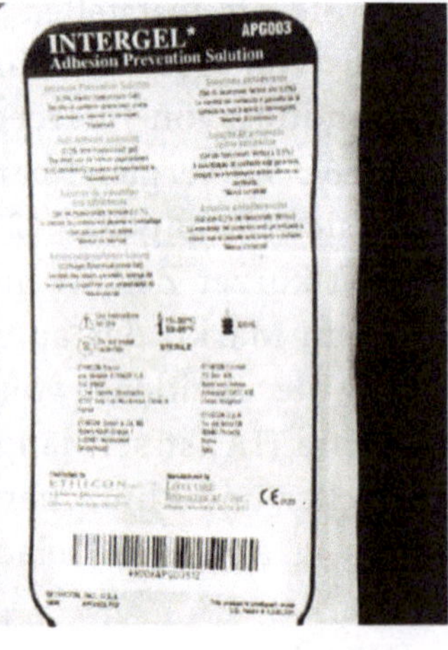
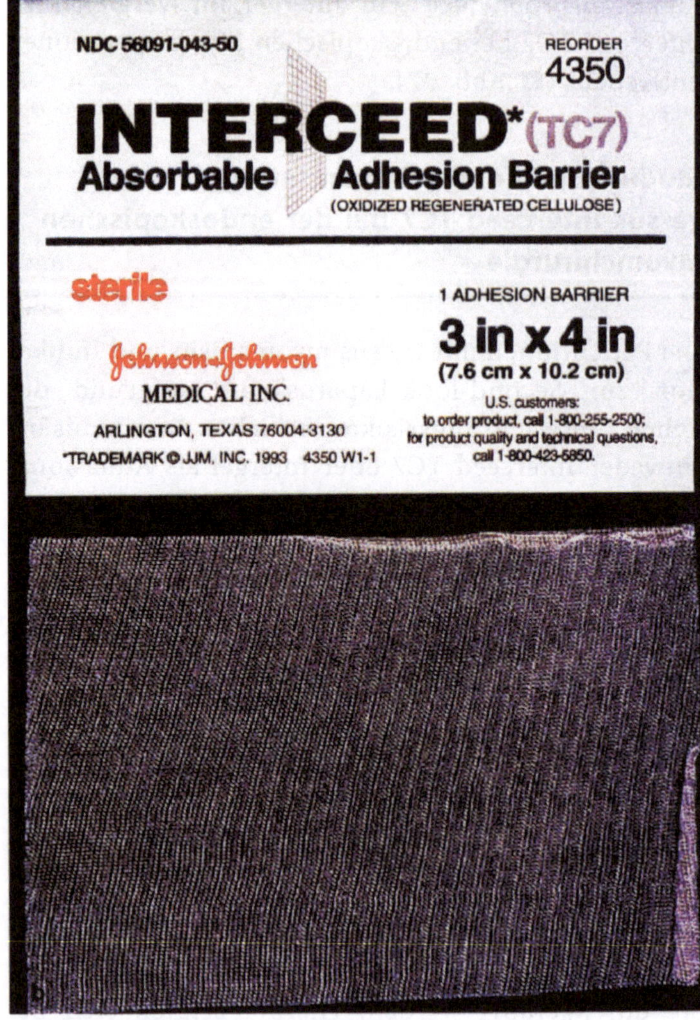

■ **Abb. 37. a** Intergel, Hyaluronsäuregel mit Eisen versetzt, **b** Interceed TC7-Netz aus Zellulose

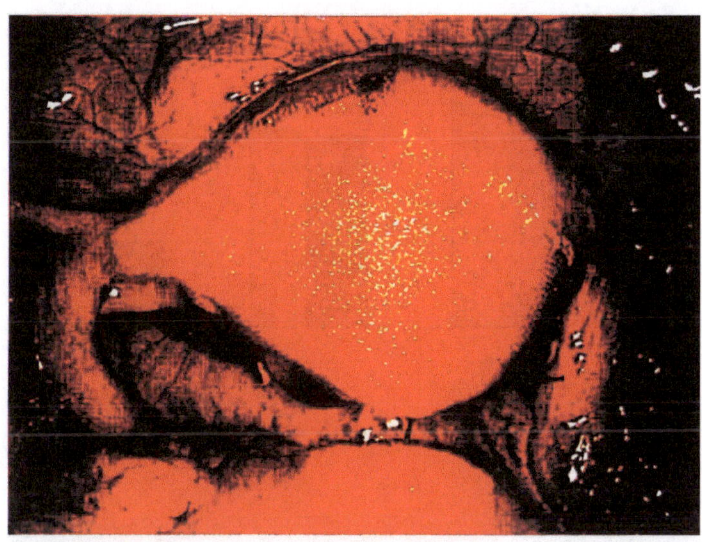

Abb. 38. Abschlussbild nach endoskopischer Myomenukleation an der Vorderwand. Nahtstelle komplett mit einem Interceed-TC7-Netz abgedeckt

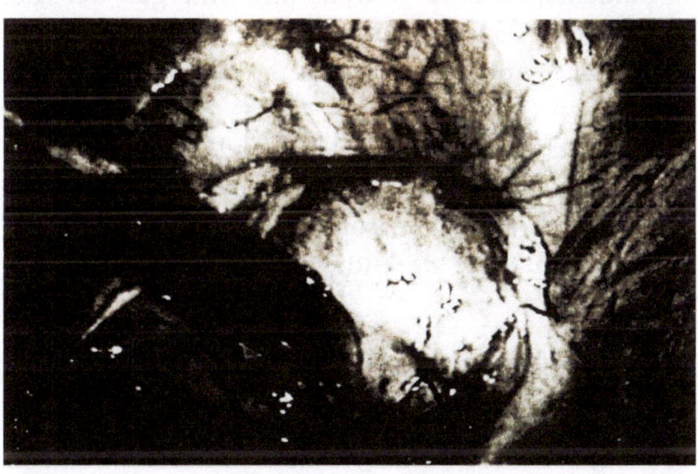

Abb. 39. Instillation von Intergel nach Abschluss der endoskopischen Myomenukleation

10 bzw. 4 von 23 nachuntersuchten Frauen mit Interceed TC7 keine bzw. schwere Verwachsungen, während dies nach Intergel-Instillation in 13 bzw. 2 von 25 Patientinnen der Fall war (■ Tabelle 11).

■ **Tabelle 11.** Ergebnisse der Second-look-Laparoskopie (SLL) nach endoskopischer Myomchirurgie					
Methode	n	SLL	Ohne Adhäsionen	Leichte Adhäsionen	Schwere Adhäsionen
Interceed TC7	35	23	10/23	9/23	4/23
Intergel	35	25	13/25	10/25	2/25

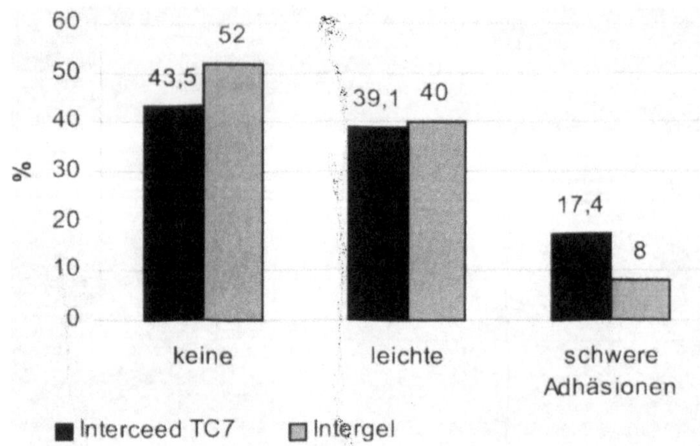

◘ Abb. 40. Verwachsungen nach endoskopischer Myomenukleation – Interceed TC7 vs. Intergel

Mit Intergel waren bei der Second-look-Laparoskopie in über der Hälfte der Fälle keine Adhäsionen nach Myomenukleation zu beobachten

Das Problem postoperativer Verwachsungen ist auch mit den derzeit verfügbaren Barrieremethoden nicht vollständig gelöst

Dementsprechend waren mit Intergel bei der Second-look-Laparoskopie in über der Hälfte der Fälle keine Adhäsionen nach Myomenukleation zu beobachten (◘ Abb. 40).

Bei einer der Frauen mit Intergel trat eine Woche nach der Operation eine ausgeprägte peritoneale Symptomatik auf. Die daraufhin vorgezogene Laparoskopie ergab keine wesentlichen Auffälligkeiten.

Möglichkeiten der Adhäsionsprophylaxe

Die Ergebnisse der Vergleichsstudie von Interceed TC7 vs. Intergel zeigen, dass mit dem Einsatz dieser Barrieremethoden die bekannt hohe Inzidenz der Adhäsionen nach Myomenukleation reduziert werden kann. Hierbei scheint – bei noch kleiner Fallzahl – Intergel tendenziell bessere Resultate zu ermöglichen. Etwa die Hälfte der Frauen entwickelt aber dennoch zumeist leichte, postoperative Verwachsungen. Dies zeigt, dass das Problem postoperativer Verwachsungen auch mit den derzeit verfügbaren Barrieremethoden nicht vollständig gelöst ist.

Weiterhin muss das Hauptaugenmerk auf die Vermeidung von iatrogenen Peritonealdefekten gelegt werden. Dies gelingt am besten, wenn die Durchführung von unnötigen Operationen unterbleibt. Entscheidend ist somit eine kritische Indikationsstellung. Beim häufig auftretenden Uterus myomatosus sollte möglichst nur bei Symptomen, deutlicher Wachstumstendenz und ggf. bei unerfülltem Kinderwunsch operiert werden.

Die Operation selbst sollte möglichst atraumatisch erfolgen und sich an den sog. »mikrochirurgischen Prinzipien« orientieren. Diese sind endoskopisch aber nur schwer bzw. teilweise nicht nachvollziehbar. Dementsprechend kann nach endoskopischen Operationen – bei minimaler Traumatisierung der Bauchwand – intraabdominell eine maximale Traumatisierung der betroffenen Organe resultieren, was zu einer deutlich höheren Inzidenz von Verwachsungen führt. Dieses Problem der möglichst atraumatischen Operationstechnik sollte bei der Entscheidung über den operativen Zugangsweg – Laparoskopie vs. Laparotomie – mit berücksichtigt werden.

Operation sollte möglichst atraumatisch erfolgen

Ein großer Vorteil der endoskopischen Operationen im Vergleich zur Laparotomie besteht in der deutlichen Verringerung der sog. De-novo-Adhäsionen. Die nach Bauchschnitt praktisch regelmäßig zu beobachtenden Verwachsungen des Darmes zur vorderen Bauchwand sind Folge der Darmserosaverletzung durch Manipulation, Bauchtücher und Austrocknung. Diese sind nach Eingriffen über Laparoskopie nicht zu beobachten. So traten nach endoskopischer EUG-Operation signifikant weniger Verwachsungen auf als nach Eingriffen über Bauchschnitt (Lundorff 1991).

Ein großer Vorteil der endoskopischen Operationen im Vergleich zur Laparotomie besteht in der Verringerung der De-novo-Adhäsionen

Ist es aufgrund der anatomischen Bedingungen nicht möglich, trotz sorgfältiger Operationstechnik das Auftreten von Serosadefekten zu vermeiden, muss besonders bei Verletzungen an Ovar, Tube, Uterus und Darm mit einer bis zu 90 %igen Inzidenz von postoperativen Verwachsungen gerechnet werden (di-Zerega 1994). Dagegen sind Adhäsionen nach Traumatisierung des parietalen Peritoneums (Beckenwand etc.) deutlich seltener zu beobachten (Larsson

◘ **Tabelle 12.** Charakteristika der verschiedenen Barriere-methoden zur Adhäsionsprophylaxe

	Vorteile	Nachteile
Interceed TC7	Resorbierbar, keine Fixierung	Nicht bei blutenden Flächen, kein künstlicher Aszites möglich
Goretex SM	Inertes Material, auch bei blutenden Flächen	Fixierung notwendig, nicht resorbierbar (Entfernung?)
Intergel	Großflächig anwendbar, auch bei blutenden Flächen	Verteilung im Bauchraum? Effektivität bei verschiedenen Operationen
Seprafilm	Lokale Abdeckung mit HA	Endoskopisch kaum anwendbar

1996). Dennoch sollten auch hier keine unnötigen Wundflächen hinterlassen werden.

Bei viszeralen Peritonealdefekten muss jedoch eine Deckung angestrebt werden. Hierzu bieten sich die kommerziell verfügbaren Barrieremethoden an, die sich aufgrund ihrer Charakteristika deutlich unterscheiden (◘ Tabelle 12).

Das Zellulosenetz *Interceed TC7* ist resorbierbar und endoskopisch leicht anwendbar, da eine Fixierung nicht notwendig ist. Von entscheidender Bedeutung ist die vollkommene Blutstillung vor Anwendung des Netzes, da ein Vollsaugen von Interceed TC7 mit Blut wahrscheinlich eher adhäsiogen wirkt. Auf die Anwendung eines gleichzeitigen künstlichen Aszites mit z. B. Ringerlaktatlösung muss hierbei – kann aber auch aufgrund fehlender Wirksamkeit – verzichtet werden.

Die speziell zur Adhäsionsprophylaxe besonders dünn gestaltete Membran *Goretex SM* kann auch bei blutenden Flächen angewendet werden und zeichnet sich durch extrem geringe Gewebsreaktionen aus. Das Material wird seit langem für verschiedenste Implantate genutzt. Dennoch wird von vielen Frauen das Einbringen eines nicht resorbierbaren »Fremdkörpers« sehr häufig schlecht akzeptiert, so dass sich die Frage der operativen Entfernung stellt.

Intergel stellt eine neue Methode der Adhäsionsprophylaxe dar. Das mit Eisen versetzte Gel aus Hyaluronsäure lässt sich endoskopisch einfach in das Abdomen instillieren und scheint besonders bei großflächigen, evtl. leicht blutenden Wundflächen geeignet zu sein. Zur genauen Bewertung der Effektivität und der toxikologischen Auswirkungen müssen noch weitere Untersuchungen durchgeführt werden.

Die Anwendung von Seprafilm, ebenfalls auf Basis der Hyaluronsäure, ist durch den massiven hygroskopischen Effekt der Platten extrem erschwert und endoskopisch praktisch nicht möglich.

Dementsprechend bleiben als Barrieremethoden im Wesentlichen das Interceed TC7 und das Intergel. Besonders nach Myomenukleationen an der Hinterwand sollten diese zur Reduktion der bekannt hohen Inzidenz von postoperativen Verwachsungen angewendet werden. Gerade bei multiplen Nähten am Uterus erscheint die Instillation von Intergel vorteilhaft zu sein.

Eine weitere, eher selten angewandte Methode der Adhäsionsprophylaxe ist die Second-look-Laparoskopie. Die erneute Bauchspiegelung bedeutet zwar für jede Patientin eine zusätzliche Belastung mit operativen und anästhesiologischen Risiken; die Morbidität und ganz besonders die Mortalität ist aber sehr gering (Hulka et al. 1991).

Darüber hinaus kann aber jede Frau von diesem zusätzlichen Eingriff profitieren, da hierbei eine Lösung der entstandenen Verwachsungen durchgeführt und damit die Prognose hinsichtlich Fertilität bzw. Verwachsungsbeschwerden verbessert werden kann.

In verschiedenen Studien konnte gezeigt werden, dass durch eine Second-look-Laparoskopie sowohl Häufigkeit als auch Schweregrad der Adhäsionen relevant gesenkt werden können (Jansen 1988; Trimbos-Kemper et al. 1985). Bei einer Third-look-Laparoskopie zeigte sich ein deutlicher Vorteil für die Frauen, bei denen eine Second-look-Laparoskopie durchgeführt wurde, denn sie zeichneten sich durch signifikant weniger bzw. geringer ausgeprägte Verwachsungen aus.

Die Second-look-Laparoskopie sollte im klinischen Alltag, gerade bei sterilitätstherapeutischen Eingriffen, häufiger angewendet werden. Wir führen diese besonders bei allen Frauen nach ausgedehnter Myomenukleation, Tubenchirurgie bzw. Ovarialeingriffen in Zusammenhang mit schwerer Endometriose durch. Ein weiterer Vorteil der Second-look-Laparoskopie liegt in der Möglichkeit, die individuelle postoperative Situation der betroffenen Patientin abschätzen zu können, was besonders in der Sterilitätstherapie Bedeutung besitzt.

Insgesamt ist der Vorteil der Second-look-Laparoskopie zur Verbesserung der postoperativen Situation unbestritten. Unklarheit besteht lediglich in der Frage nach dem optimalen Zeitpunkt, wobei nach unserer Ansicht der Abstand von 4–8 Wochen einen guten Kompromiss zwischen der sehr frühen (innerhalb 8 Tagen) und der späten (innerhalb 1 Jahr) Second-look-Laparoskopie darstellt.

Zusammenfassung

Verwachsungen sind nach praktisch allen operativen Eingriffen zu beobachten und treten besonders nach Myomenukleationen sehr häufig auf. Trotz langjähriger Forschung ist eine sichere Adhäsionsprophylaxe noch nicht möglich. Neben strenger Indikationsstellung und möglichst atraumatischer Operationstechnik sollten bei dennoch auftretenden Serosadefekten diese mit den zur Verfügung stehenden Barrieremethoden gedeckt werden. Hierzu bieten sich gerade bei endoskopischen Eingriffen Interceed TC7 und Intergel an, mit denen eine signifikante Reduktion der Inzidenz von Verwachsungen möglich ist.

Die Second-look-Laparoskopie sollte bei sterilitätstherapeutischen Eingriffen häufiger angewendet werden

Auch der Einsatz der Second-look-Laparoskopie sollte besonders nach Operationen mit hohem Adhäsionsrisiko überlegt werden.

Durch die Anwendung der derzeit verfügbaren Möglichkeiten der Adhäsionsprophylaxe lässt sich das Problem der postoperativen Verwachsungen zumindest deutlich reduzieren.

Möglichkeiten der Adhäsionsprophylaxe

- Strenge Indikationsstellung
- Atraumatische Operationstechnik (»mikrochirurgische Prinzipien)
- Endoskopische Chirurgie (De-novo-Adhäsionen)
- Gegebenenfalls Einsatz von Barrieremethoden (Interceed TC7, Intergel, Goretex SM, Seprafilm)
- Second-look-Laparoskopie

Literatur

Beck DE (1997) The role of Seprafilm bioresorbable membrane in adhesion prevention. Eur J Surg 163: 49–55

Burns JW, Burgess L, Skinner K, Rose R, Colt MJ, Diamond MP (1996) A hyluronate based gel for the prevention of postsurgical adhesions: Evaluation in two animal species. Fertil Steril 66: 814–821

Delaco PA, Stefanetti M, Pressato D, Piana S, Dona M, Pavesio A, Bovicelli L (1998) A novel hyaluronan-based gel in laparoscopic adhesion prevention: preclinical evaluation in an animal model. Fertil Steril 69: 318–323

diZerega G (1994) Contemporary adhesion prevention. Fertil Steril 61: 219–235

Holtz G (1984) Prevention and management of peritoneal adhesions. Fertil Steril 41: 497–511

Hulka JF, Peterson HB, Phillips JM, Surrey MW (1993) Operative Laparoscopy. American Association of Gynecologic Laparoscopists 1991 Membership Survey. J Reprod Med 38 (8): 569–571

Interceed Adhesion Barrier Study Group (1989) Prevention of postsurgical adhesions by Interceed (TC7), an absorbable adhesion barrier: A prospective, randomized study. Fertil Steril 51: 933–938

Jansen RP (1988) Early laparoscopy after pelvic operation to prevent adhesions: safety and efficacy. Fertil Steril 49: 26–31

Korell M, Scheidel P, Hepp H (1994) An animal experimental model for adhesion reformation study. J Invest Surg 7: 409–415

Korell M (1996) Adhesion prophylaxis in gynecology. In: Treutner KH, Schumpelick V (eds) Peritoneal adhesions. Springer, Berlin Heidelberg New York Tokyo, 1996, pp 325–330

Larsson B (1996) Efficacy of Interceed in adhesion prevention in gynecologic surgery: a review of 13 clinical studies. J Reprod Med 41: 27–34

Lundorff P, Hahlin M, Kallfelt B, Thorburn J, Lindblom B (1991) Adhesion formation after laparoscopic surgery in tubal pregnancy: a randomized trial versus laparotomy. Fertil Steril 55: 911–915

Mais V, Ajossa S, Piras B, Guerriero S, Marongiu D, Melis GB (1995) Prevention of de-novo adhesion formation after laparoscopic myomectomy: a randomized trial to evaluate the effectiveness of an oxidiced regenerated cellulose absorbable barrier. Hum Reprod 10: 3133–3135

Monk B., Berman M., Montz F (1994) Adhesions after extensive gynecologic surgery: Clinical significance etiology and prevention. Am J Obstet Gynecol 170: 1396–1403

Rodgers KE, Johns DB, Girgis W, Campeau J, diZerega GS (1997) Reduction of adhesion formation with hyaloronic acid after peritoneal surgery in rabbits. Fertil Steril 67: 553–558

Stone K (1993) Adhesions in gynecologic surgery. Curr Opin Obstet Gynecol 5: 322–327

Surgical Membrane Study Goup (1992) Prophylaxis of pelvic sidewall adhesions with Gore-Tex surgical membrane: A multicenter clinical investigation. Fertil Steril 57: 921–923

Trimbos -Kemper TC, Trimbos JB, van Hall EV (1985) Adhesion formation after tubal surgery: results of the eight-day lapatroscopy in 188 patients. Fertil Steril 43: 395–400

Tulandi T, Muray C, Guralnik M (1993) Adhesion formation and reproductive outcome after myomectomy and second look laparoscopy. Obstet Gynecol 82: 213–215

Indikationen und Techniken der hysteroskopischen Myomresektion

R. Müller

Blutungsstörungen sind mit die häufigsten gynäkologischen Indikationen für eine diagnostische Intervention. Hierbei unterscheiden wir funktionelle von organischen Blutungsursachen. In Auswertung unseres Patientengutes des Jahres 1998 (n=580), die alle Hysteroskopien aufgrund von Blutungsstörungen erfasst, fand sich in 50 % der Fälle eine unauffällige Schleimhaut. 15 % der Patientinnen zeigten eine Hyperplasie, 20 % Polypen, 2 % Karzinome und bei 10 % der Patientinnen konnten wir submuköse Myome als Ursache der Blutungsstörungen diagnostizieren (■ Abb. 41).

Myomatöse Veränderungen des Uterus sind relativ häufig. In der Literatur wird eine Inzidenz von 25 % der Frauen im gebärfähigen Alter angegeben. Schon im Alter von über 35 Jahren steigt die Zahl der Frauen mit Myomuterus auf 35 % an, während über

Blutungsstörungen sind mit die häufigsten gynäkologischen Indikationen für diagnostische Interventionen

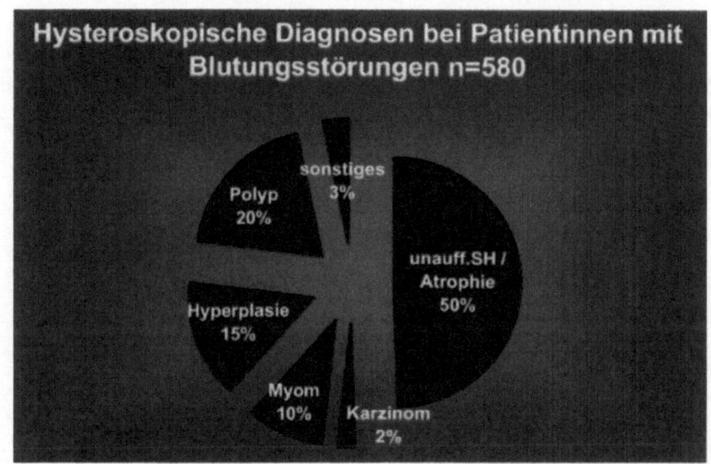

■ **Abb. 41.** Hysteroskopieanalyse Klinikum Südstadt Rostock 1998

50-jährige Frauen zu mehr als 50 % Myome aufweisen.

Vorkommen, Wachstum bzw. Regression zu unterschiedlichen Phasen weisen auf Östrogenabhängigkeit hin, und der Gehalt an Östrogenrezeptoren im Myom ist höher als der, der im Myometrium nachgewiesen wurde. Aber auch andere Hormone und Wachstumsfaktoren haben einen Einfluss, so dass Östrogene zwar als notwendig, nicht aber als ausreichend für das Wachstum von Myomen angesehen werden.

Die Symptomatik wird überwiegend durch die Größe und die Lokalisation bestimmt (◙ Tabelle 13).

Diese Symptome stellen die eigentlichen Indikationen für eine Behandlung myomatöser Veränderungen dar (s. Übersicht). Myome ohne klinische Symptomatik, die bei Routineuntersuchungen festgestellt werden, sollte man nur unter bestimmten Bedingungen therapieren. Hier könnte die Indikation bei submukösen Myomen, Myompatientinnen mit Kinderwunsch, ausgesprochenem Wunsch nach Organerhalt sowie bei Patientinnen mit »ungünstiger Myomlokalisation«, bei denen das Myomwachstum zu einer erhöhten Komplikationsrate neigt (z. B. intraligamentär), diskutiert werden. Bei multiplen Myomen und abgeschlossenem Kinderwunsch sollte die Hysterektomie bevorzugt werden, weil hier eine erhöhte Rezidivneigung nach Myomektomie besteht.

> **Symptomatik überwiegend durch Größe und Lokalisation bestimmt**

◙ Tabelle 13. Symptome und Lokalisationen von Myomen

Symptome	Lokalisation
Blutungsstörungen	Subserös
(Hypermenorrhoen, Dauerblutungen)	Intramural
Verdrängungserscheinungen	Intraligamentär
Unterbauchbeschwerden (Nekrose)	Submukös
Dysmenorrhoen, Myoma in Statu nascendi	
(Sterilität, Infertilität)	

> **Indikationen zur hysteroskopischen Myomresektion**
>
> — Therapieresistente Menometrorrhagien
> — Infertilität
> — Sterilität
> — Mehrknolliger Uterus myomatosus mit submukösem Myom bei Patientinnen mit zu erwartender Menopause: sehr strenge Indikationsstellung/Rezidivneigung

Wie die Erfahrung zeigt, können schon kleine submuköse Myome zu erheblichen Hypermenorrhoen mit sekundärer Anämie führen. Bei 27,5 % unserer Patientinnen ließ sich anamnestisch eine Anämie eruieren. 45,5 % dieser Patientinnen erlangten Transfusionsbedürftigkeit.

Auch kleine submuköse Myome können zu erheblichen Hypermenorrhoen mit sekundärer Anämie führen

Des Weiteren geht aus der anamnestischen Erhebung hervor, dass bei nahezu 40 % unserer Patientinnen der vergebliche Versuch unternommen wurde, die Ursache der Blutungsstörung mit alleiniger Kürettage zu ermitteln. Erst die von uns durchgeführte Hysteroskopie konnte die eigentliche Ursache, das submuköse Myom, sichern. Die alleinige Abrasio fracta ist aus diesem Grund unzureichend in der Abklärung von Blutungsstörungen. Einerseits entgehen der Diagnostik wichtige intrakavitäre Veränderungen und andererseits ist auf diese Weise eine Einschätzung der hysteroskopischen Operabilität nicht gegeben.

Die vaginale Sonographie gibt Hinweise auf weitere Myome (s. Indikation), wobei die Erweiterung dieser Methode zur Hydrosonographie zwar nicht die Genese der intrakavitären Veränderung klärt, jedoch die Lokalisation und Tiefe bzw. Ausdehnung der intramuralen Myomkomponente zu beschreiben vermag.

Aus diesem Grund sollte das präoperative Prozedere aus gynäkologischer Tastuntersuchung, vaginalem Ultraschall und diagnostischer Hysteroskopie mit histologischer Untersuchung bestehen.

Die diagnostische Hysteroskopie muss Lokalisation und Größe des Myoms erfassen. Gleichzeitig ist das Verhältnis zwischen intrakavitärem und intramuralem Myomanteil und damit die eventuelle Notwendigkeit einer GnRh-Analoga-Vorbehandlung zu klären. Die Einteilung der submukösen Myome nach ESH-Klassifikation ist dabei keine rein akademische Aufgabe, sondern entspricht dem zu erwartenden Risiko des hysteroskopischen Eingriffs und beantwortet die Frage der GnRh-Vorbehandlung (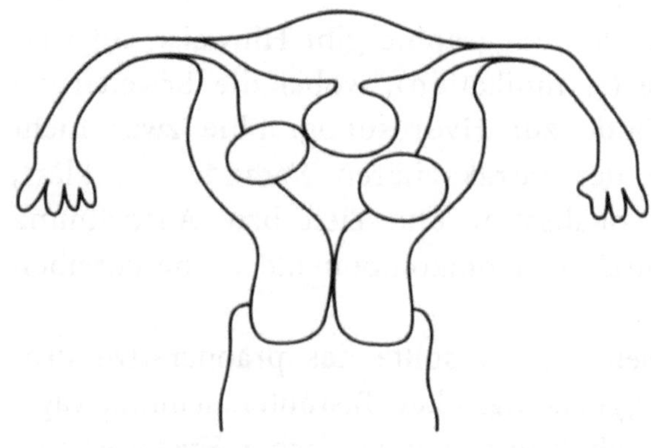 Abb. 42).

Kleine Myome mit der ESH-Klassifikation Grad 0 und 1 bedürfen keiner Vorbehandlung. Sie sollten jedoch in der frühen Follikelphase behandelt werden, weil hier das Endometrium flach ist und somit eine gute Übersichtlichkeit im Cavum uteri vorliegt.

Als Indikation zur GnRh-Analoga-Vorbehandlung sind größere Myome (≥ 3 cm), Myome mit größerer intramuraler Komponente (Grad 1–2), ungünstige Lokalisation (Fundus, Tubenabgang) und sekundäre Anämie zu nennen. Dabei ist eine mehr als dreimonatige Anwendung wegen der zu erwartenden Nebenwirkungen und der nicht mehr zu erwartenden Verkleinerung des Myoms abzulehnen. Die Vor- und Nachteile einer suppressiven Therapie sind in der folgenden Übersicht zusammengefasst.

Einteilung der submukösen Myome nach ESH-Klassifikation entspricht dem zu erwartenden Risiko des hysteroskopischen Eingriffs

Kleine Myome mit ESH-Klassifikation Grad 0 und 1 bedürfen keiner Vorbehandlung

Indikation zur GnRh-Analoga-Vorbehandlung: größere Myome, Myome mit größerer intramuraler Komponente, ungünstige Lokalisation, sekundäre Anämie

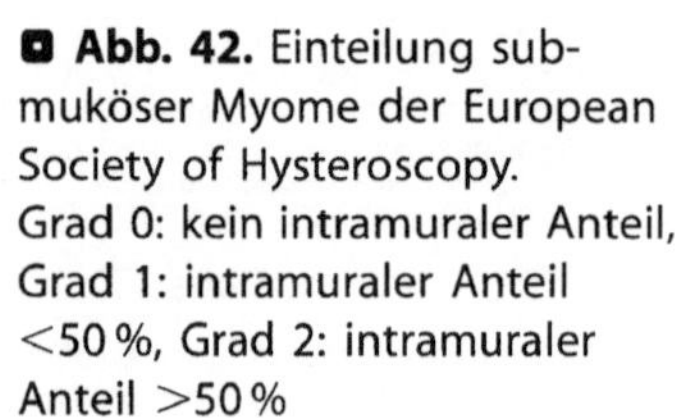

◨ Abb. 42. Einteilung submuköser Myome der European Society of Hysteroscopy. Grad 0: kein intramuraler Anteil, Grad 1: intramuraler Anteil <50%, Grad 2: intramuraler Anteil >50%

Nachdem Neuwirth 1978 erstmalig die transzervikale
Myomresektion beschrieb, hat sich diese Methode
heute als Standardverfahren zur Behandlung sub-
muköser Myome durchgesetzt. Die Anwendung des
Nd:Yag-Lasers bietet keine Vorteile, dagegen ist die
Hochfrequenzresektoskopie dem Laser hinsichtlich
Kosten, Wartungsaufwand und Handhabbarkeit über-
legen.

Vielversprechend ist der Ansatz eines neuen bipolaren Systems (Versapoint®) bei dem elektrolythaltiges
Distensionsmedium verwendet wird (◘ Abb. 43). Der
elektrische Schluss wird über die aktive Elektrode,
das Gewebe und das Distensionsmedium an die pas-

Anwendung des Nd:Yag-Lasers
bietet keine Vorteile, Hochfrequenzresektoskopie ist hinsichtlich Kosten, Wartungsaufwand und Handhabbarkeit
überlegen

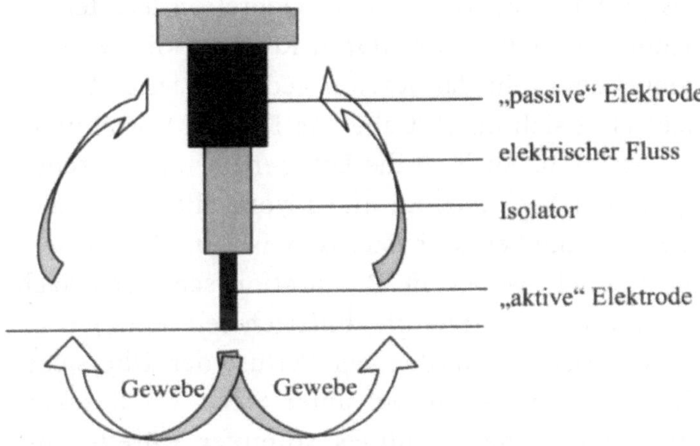

◘ **Abb. 43.** Versapoint®-System:
bipolares Arbeitselement im
elektrolythaltigen Distensionsmedium

sive Elektrode geführt. Durch Verwendung isotoner, elektrolythaltiger Distensionslösung wird die Gefahr einer hypotonen Hyperhydratation durch Abdrücken größerer Distensionsmediummengen vermindert. Nachdem anfänglich nur sehr kleine Instrumente zur Verfügung standen, die das Prozedere äußerst langsam gestalteten, wurde jetzt eine geeignete bipolare Resektionsschlinge entwickelt.

Als technische Voraussetzung ist ein vollständiges Instrumentarium für die operative Hysteroskopie zu fordern. Dazu gehören:
- Resektoskop mit 12°-Optik,
- Schlingen-, Kugel- oder Walzenelektrode,
- volumen- und druckgesteuertes Pumpensystem mit Auffangeinrichtung zur Flüssigkeitsbilanzierung,
- Hochfrequenzeinheit mit Autoregulation,
- Distensionsmedium (Purisole® verdünnt).

Die Myomabtragung selbst erfolgt immer schrittweise von der höchsten Erhabenheit des Myoms her mit Schnittrichtung auf die Optik.

Niemals sollte man sich verleiten lassen, den Stiel zuerst abtragen zu wollen, da dann Probleme bei der weiteren Zerteilung und Entfernung des Myoms entstehen.

Myome mit intramuraler Komponente werden zunächst bis zu Endometriumgrenze reseziert. Oftmals gestaltet sich die weitere Operation leichter als vermutet, da das Myom durch Kontraktion der Uterusmuskulatur in das Kavum gedrückt wird. Dieser Effekt lässt sich durch Gabe von Kontraktionsmitteln noch steigern. Auch ist die Differenzierung zwischen originärem Myometrium und Myom mit zunehmender Erfahrung bei der hysteroskopischen Myomresektion möglich, wobei die Präparationsschlingen nach Mazzon, ohne HF-Energie, hilfreich sein können.

Die Resektate werden bei Verlust der Übersichtlichkeit im Operationsfeld unter Sicht, via Resektoskop, oder schneller mittels stumpfer Kürette entfernt. Eine histologische Untersuchung aller Resektate ist auf jeden Fall notwendig (Sarkome, proliferierende Myome).

Beim Wiederaufbau des Distensionsdrucks, aber auch nach Wechsel von Distensionsmittel ist auf vollständige Entleerung des Instrumentariums von Luft zu achten, um einer Gasembolie vorzubeugen.

Ein weiterer wichtiger Punkt zur Vermeidung von Komplikationen ist die exakte Flüssigkeitsbilanzierung.

Da bei der Resektion von Myomen immer Gefäße eröffnet werden, ist die Gefahr eines Flüssigkeits-Overload (syn.: TUR-Syndrom) bei Myomresektion besonders groß. Dieses gilt besonders für Myome mit intramuraler Komponente. Hier ist mit einer deutlich höheren Flüssigkeitsbelastung zu rechnen. Zeitliche Einschränkungen der Operation sind nicht ausreichend zur Prävention, da in kürzester Zeit große Volumina wegen der hohen intrakavitären Drücke (100–180 mmHg) in die Gefäße abgedrückt werden können. Auch das Versetzen des Distensionsmittels mit Alkohol und die Messung der Alkoholkonzentration in der Ausatemluft bzw. im Serum kann erst die schon vorliegende Hyperhydratation beweisen und kommt in praxi zu spät. Aus diesem Grund ist der Prävention größte Aufmerksamkeit zu schenken. Negative Flüssigkeitsbilanzen von 1000 ml sollten zur zügigen Beendigung oder zum Abbruch der Operation Anlass geben. Hilfreich sind hier Pumpensysteme mit automatischer Registrierung des Flüssigkeitsdefizits und dessen Anzeige auf dem Bildschirm (◨ Abb. 44).

Während schwieriger, unübersichtlicher Präparation, insbesondere von Myomen mit überwiegend intramuraler Komponente, sollte die simultane Sonographie oder auch Laparoskopie großzügig indiziert werden. Dadurch ist die Perforation zwar nicht immer vermeidbar, jedoch können schwerwiegende Nebenverletzungen erkannt bzw. ausgeschlossen werden.

Zur Vermeidung von Komplikationen ist exakte Flüssigkeitsbilanzierung notwendig

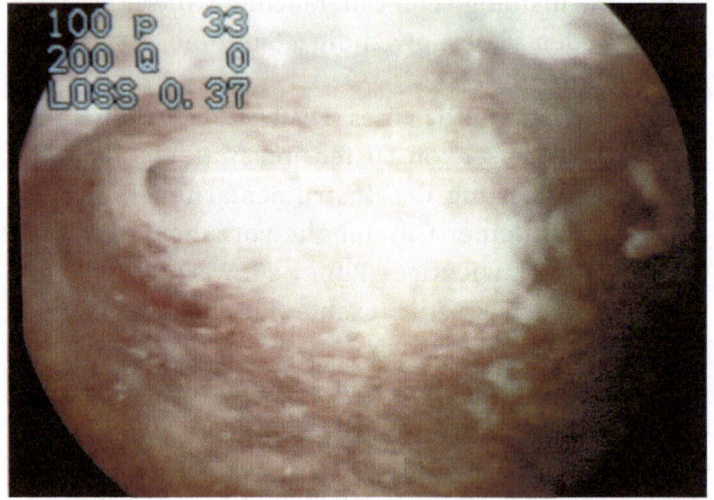

◘ Abb. 44. Panoramablick in das Cavum uteri. *Links oben:* vorgewählter Druck (100 mmHg), aktueller Druck 33 mmHg, vorgewählter Fluss (200 ml/min), aktueller Fluss 0 ml/min, Flüssigkeitsverlust 0,37 l

Die Resektion noch verbliebener Myomanteile in zweiter Sitzung ist technisch einfacher und damit sicherer

Die vollständige Resektion des intramuskulären Myomanteils darf jedoch nicht zum Preis der Perforation erzwungen werden. Die Resektion noch verbliebener Myomanteile in zweiter Sitzung (evtl. nach nochmaliger GnRh-Analogagabe) ist oftmals, wegen der Verlagerung intramuraler Anteile des Myoms in das Cavum uteri, technisch einfacher und damit sicherer.

Die Ergebnisse der hysteroskopischen Myomresektion sind exzellent. In einer Sammelstatistik (n=372) wird von einer 97 %igen Eumenorrhoerate berichtet.

An unserem Patientengut zeigten sich gleich gute Ergebnisse. Nur zwei von 56 Patientinnen mussten im Intervall wegen anhaltender Blutungsstörungen hysterektomiert werden. Histologisch fand sich einmal eine Adenomyosis uteri und im anderen Fall lag ein mehrknolliger Uterus myomatosus vor.

Langzeituntersuchungen berichten zwar über ein Ansteigen der Therapieversager, jedoch ist besonders bei Patientinnen mit Kinderwunsch bzw. Patientinnen mit dem Wunsch nach Organerhalt dieser minimal-invasive Behandlungsversuch gerechtfertigt.

Über die anatomischen Gegebenheiten nach hysteroskopischer Myomresektion liegen in der Literatur keine Angaben vor. Erste Untersuchungsergebnisse am eigenen Patientengut zeigen, dass intrauterine Adhäsionen nur in der Häufigkeit vorkommen, wie nach anderen intrauterinen Eingriffen am nichtgraviden Uterus auch.

TUR-Syndrome, Perforationen, Nachblutungen und andere Komplikationen beobachteten wir nicht. In der Literatur sind aber schwerwiegende Komplikationen dieser Art beschrieben und werden mit einer Häufigkeit von ca. 2 % angegeben. Über diese Komplikationsmöglichkeiten sind die Patientinnen besonders bei Myomen mit intramuraler Komponente unbedingt aufzuklären.

Unter Beachtung der hysteroskopischen Vorsichtsmaßnahmen, ist die hysteroskopische Myomresektion ein gering belastendes und sicheres Verfahren mit guten postoperativen Ergebnissen.

Embolisation von Myomen des Uterus

P. Oppelt und S. Zangos

Einleitung

Durch ein Umdenken und eine veränderte Beziehung zu ihrem Körper lassen Frauen die Hysterektomie bei einem symptomatischen Uterus myomatosus nicht mehr als ein notwendiges Übel über sich ergehen. Das Problem vieler Patientinnen ist, dass sie beim Auftreten der Symptome meist älter als 35 Jahre sind und ihren Kinderwunsch abgeschlossen haben oder sich bereits in der Perimenopause befinden. Bei der Abklärung der Blutungsursachen wird häufig ein Uterus myomatosus diagnostiziert und der Arztbesuch endet für diese Patientinnen mit der Therapieempfehlung zur Hysterektomie.

Viele Frauen mit abgeschlossenem Kinderwunsch akzeptieren heutzutage eine komplette Entfernung des Uterus wegen eines oft solitären Myoms nicht und fragen nach Alternativen. Bis heute konnte medikamentös noch kein auf längere Zeit anwendbares Präparat gefunden werden, sodass lediglich die Myomenukleation/- abtragung per Laparotomie, Laparo- oder Hysteroskopie bleibt.

Die Idee, Gewebe durch transarterielle Embolisation am Wachstum zu hindern existiert bereits schon seit zwei Jahrzehnten und wird erfolgreich u. a. in der Gastroenterologie zur Unterbindung von Blutungen oder in der Onkologie bei lokal wachsenden Tumoren verwandt. Dank der interdisziplinären Zusammenarbeit von Gynäkologie und Radiologie

Transarterielle Embolisation wird bereits seit zwei Jahrzehnten erfolgreich u. a. in der Gastroenterologie oder in der Onkologie verwandt

wurde 1991 erstmals von Ravina die selektive Embolisation eines Myoms durchgeführt.

Indikationen

Indikationsspektrum ist derzeit unklar

Welche Myome kommen eigentlich für eine Embolisation in Frage? Dies ist im Augenblick die große Diskussion. Derzeit existieren keinerlei Richtlinien, ob z. B. auch submuköse Myome eine Indikation darstellen oder ob es eine Beschränkung der Myomgröße gibt, um die entstehenden Nekrosen nicht zu sehr auszudehnen. Obwohl bisher mehrfach über Schwangerschaften nach Embolisation berichtet wurde, kann niemand die Gefahren einer Uterusruptur während der Schwangerschaft exakt einschätzen. Auch Unterschiede in der Embolisationstechnik erschweren eine genaue Beurteilung. Während es Arbeitsgruppen (v. a. aus den USA und Frankreich) gibt, die eine komplette Embolisation der A. uterina durchführen und somit die primäre Versorgung des gesamten Uterus unterbinden, bevorzugen andere Arbeitsgruppen (wie auch die unsere) das hoch selektive Aufsuchen der Gefäße des Myoms und deren Embolisierung. Welche Technik schließlich die Bessere ist, wird sich erst in der Zukunft zeigen, wenn größere Fallzahlen vorliegen und die beiden Methoden miteinander verglichen werden können.

Technik

Nach Indikationsstellung durch den Gynäkologen erfolgt eine exakte Darstellung des Leiomyoms per Magnetresonanztomographie (■ Abb. 45). In den T2-gewichteten Aufnahmen zeigen Leiomyome eine niedrige Signalintensität mit einer klaren Begrenzung und sind mit einer sehr hohen Spezifität gegenüber malignen Tumoren abzugrenzen. Zur exakteren dreidimensionalen Beurteilung der Myomlokalisation

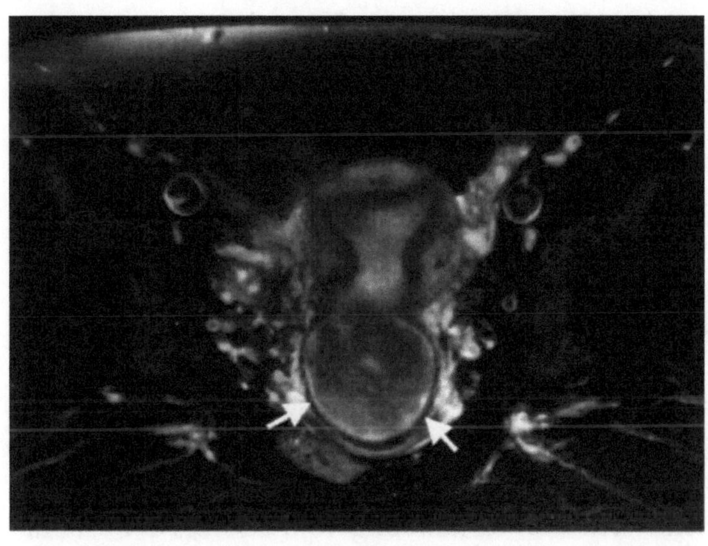

◘ Abb. 45. Transversale Darstellung eines Leiomyoms (*Pfeile*) an der Uterushinterwand. In der T2-gewichteten Sequenz kommt es mit einer niedrigen Signalintensität zur Abbildung, die bereits für eine Benignität der Raumforderung spricht

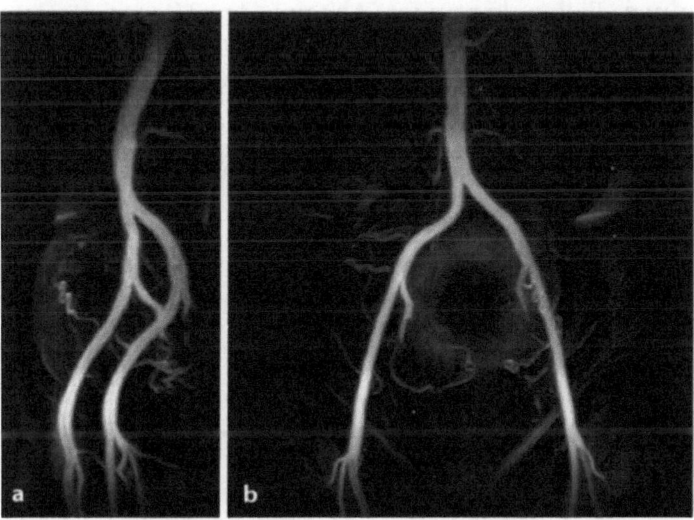

◘ Abb. 46a,b. Durch die zusätzliche Durchführung einer kontrasmittelverstärkten MR-Angiographie kann schon vor der Intervention ein dreidimensionaler Überblick über den Gefäßverlauf und die Blutversorgung der Myome gewonnen werden

und -ausdehnung wird zusätzlich eine MR-Angiographie durchgeführt, um die Planung des Zugangsweges zu erleichtert (◘ Abb. 46).

Nach ausführlicher Aufklärung der Patientin über den Eingriff und die Komplikationen ist eine Nahrungskarenz von sechs Stunden vor dem Eingriff einzuhalten, um im Falle einer Komplikation optimale Bedingungen für eine evtl. Narkose vorzufinden. Notwendige Medikamente sollten bis zu zwei Stunden

Zur exakteren dreidimensionalen Beurteilung der Myomlokalisation und -ausdehnung zusätzliche MR-Angiographie

Durchführung der Embolisation mittels digitaler Subtraktionsangiographieanlage (DSA)

Für selektive Sondierung der Uterusarterien Verwendung von 4-F- bis 5-F-Cobra-Kathetern und steuerbaren Führungsdrähten

vor dem Eingriff mit etwas Flüssigkeit eingenommen werden. Als Embolisationsvorbereitung erhalten alle Patientinnen ein Opioid als Prämedikation sowie einen intravenösen Zugang.

Für die Durchführung der Embolisation verwenden wir eine digitale Subtraktionsangiographieanlage (DSA), die aufgrund der sofortigen Bildverfügbarkeit die Sondierung der Arterien erleichtert und geringere Kontrastmittelmengen bedarf.

Als arterieller Zugang wird eine 4-F- bis 5-F-Schleuse in der A. femoralis gewählt, die mittels Seldinger-Technik in Lokalanästhesie gelegt wird. Für die selektive Sondierung der Uterusarterien empfiehlt sich die Verwendung von 4-F- bis 5-F-Cobra-Kathetern und steuerbaren Führungsdrähten. In einzelnen Fällen kann der Abgang der Uterusarterien ungünstig gelegen oder durch das Myom komprimiert und verdrängt worden sein, sodass sich die selektive Sondierung sehr kompliziert gestaltet. Alternativ wird zur Erleichterung der Sondierung die Ver-

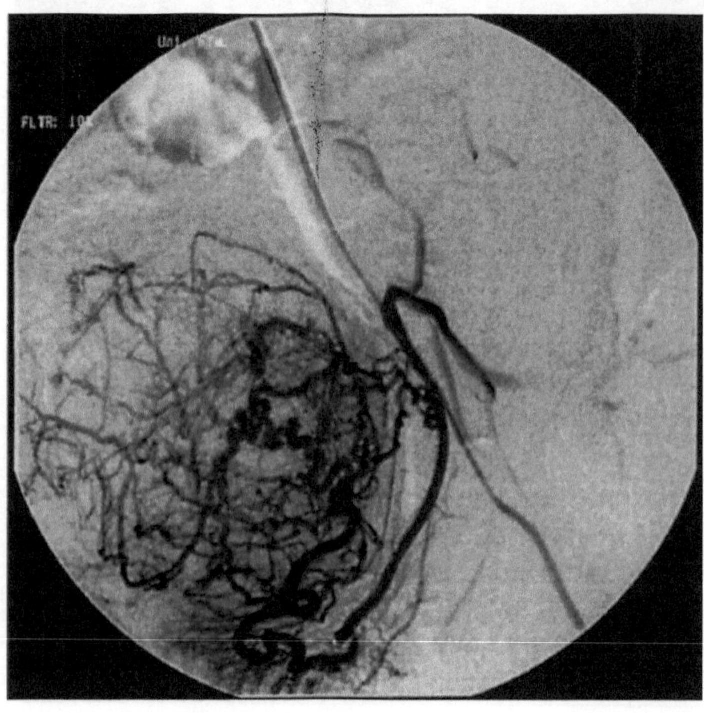

◘ Abb. 47. Die Angiographie während der Embolisation zeigt die Hypervaskularisation der Uterusmyome

wendung von Koaxialkathetern empfohlen, die jedoch die Komplexität und die Kosten des Eingriffs erhöhen.

Nach der Platzierung des Katheters werden für die Embolisation Polyvinylalkohol- (PVA-)Partikel mit einer Größe von 300–500 μm wendet, die zur besseren Sichtbarkeit des Embolisats mit röntgendichtem Kontrastmittel versetzt wurden (Reidy 2000). Alternativ können Gelfoam-Partikel zum Einsatz kommen (❏ Abb. 47), die als ebenso effektiv wie PVA beschrieben werden.

Die Applikation der Partikel erfolgt bis zur vollständigen Stase des Blutflusses in der aufgesuchten Arterie. Wird die Embolisation zu diesem Zeitpunkt fortgesetzt, kann es zu einem Reflux in andere Gefäße, wie z. B. der A. iliaca interna kommen.

Diskussion

Seit der erstmaligen Beschreibung der Myomembolisation 1991 wurde diese Methode inzwischen in mehreren Zentren mit Erfolg eingesetzt. Man geht davon aus, dass weltweit in ca. 3000–6000 Fällen erfolgreich eine Embolisation durchgeführt wurde. Die Ansprechrate der Therapie (Volumenminderung) wird in der Literatur mit ca. 85–94 % der Fälle angegeben. Eine Verringerung des Myomvolumens wird nach sechsmonatigem Follow-up, je nach Autor zwischen 37 % und 70 % beschrieben. Auch Symptome wie z. B. Blutungsstörungen aufgrund von Myomen können durch die Embolisation behoben werden. So konnten McLucas et al. (2001a)nach sechs Monaten bei 88 % (147 von 167 Patientinnen) der Patientinnen eine Verbesserung oder Stabilisierung der Symptome zeigen. Nur in sechs Fällen war eine Hysterektomie trotz Embolisation notwendig. Als einer der großen Vorteile dieser Methode wird die geringe Belastung der Patientin angesehen. Je nach Ablauf werden die Patientinnen in unserem Haus ambulant geführt

Für die Embolisation werden Polyvinylalkoholpartikel mit einer Größe von 300–500 μm verwendet

Verringerung des Myomvolumens beträgt 37–70 %

Durch Embolisation auftretende Ischämien und Schmerzen sind innerhalb der ersten 24 Stunden nach dem Eingriff am stärksten

und benötigen während des Eingriffs keine Allgemeinanästhesie. Die durch die Embolisation auftretende Ischämien und die daraus resultierenden Schmerzen erreichen innerhalb der ersten 24 Stunden nach dem Eingriff ihre Spitze, sind jedoch unterschiedlich stark ausgeprägt (◼ Abb. 48). Durch ausführliche Aufklärung der Patientinnen über den genauen Ablauf des Eingriffs und großzügige Schmerzmedikation während und nach der Embolisation ist die Myomembolisation ohne Allgemeinanästhesie durchzuführen. Abhängig von der Größe des Myoms kann sich das Schmerzereignis bis zu drei Wochen nach der Embolisation hinziehen. Durch eine leichte bis mittelstarke oral dosierte Schmerzmedikation lassen sich diese Nebenwirkungen einfach ausschalten.

Schwangerschaften wurden ebenfalls u. a. von McLucas et al. (2001b), Ravina et al. (2000) und Vashist et al. (2001) post embolisationem erwähnt.

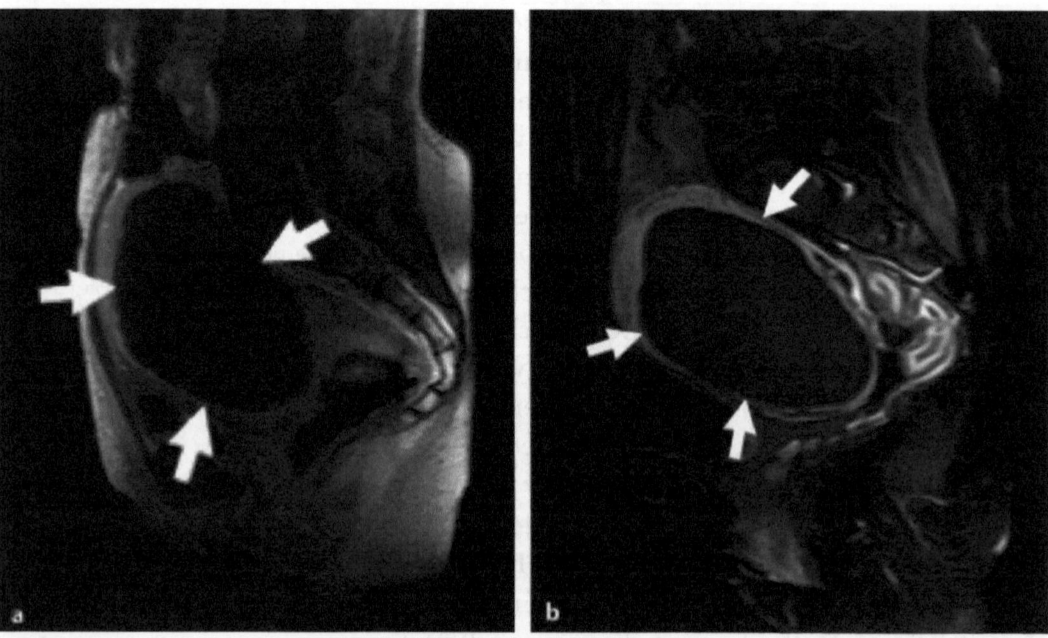

◼ **Abb. 48a,b.** In der Kontrolle 24 Stunden nach der Embolisation zeigt sich die Ausbildung einer ausgedehnten Nekrose des Myoms (*Pfeile*) und nach drei Monaten eine Größenreduktion von 40 % mit deutlicher Rückbildung der klinischen Symptome

Neben einer geringen Anzahl von Aborten werden fast alle Schwangerschaftsverläufe als nahezu komplikationslos beschrieben. Minderperfusionen oder Wachstumsretardierungen des Feten wurden nicht diagnostiziert. Als Geburtsmodus sind sowohl die Sectio caesarea als auch der Spontanpartus beschrieben. Dies sind jedoch lediglich Einzelfälle, die nicht als Standardempfehlung gelten. Nach derzeitiger Einschätzung sollte Patientinnen mit Kinderwunsch die operative Myomenukleation empfohlen werden.

Wie bereits erwähnt, ist die Myomembolisation nicht als eine Standardtherapie anzusehen, da vorerst randomisierte Studien den Stellenwert gegenüber der Hysterektomie oder operativen Myomenukleation ermitteln müssen.

Auch Komplikationen wie Fieber, Schmerzen, Thrombosegefahr, Fistelbildung, Bluttransfusion, Infektion und Nekrose sollten sicher einzuschätzen sein, um dem Patientinnen ein komplettes Bild über Vor- und Nachteile der Methode geben zu können.

Nach derzeitiger Einschätzung sollte Patientinnen mit Kinderwunsch die operative Myomenukleation empfohlen werden

Zusammenfassung

Bei der Embolisation von Myomen über die A. uterina handelt es sich um eine neue und alternative Methode bei der Behandlung des Uterus myomatosus. Außer einer kleinen Anzahl von Fallbeschreibungen wurde diese neue Methode noch nicht anhand von Kontrollstudien evaluiert und auf ihre Patientinnenzielgruppe hin überprüft. Auch wenn zwar derzeit schon einige erfolgreiche Erfahrungsberichte über Schwangerschaften nach Myomembolisationen existieren, so ist dies noch nicht Methode der Wahl bei Frauen mit Myomen bei bestehenden Kinderwunsch und daher abzuraten. Für Patientinnen mit abgeschlossener Familienplanung und symptomatischem Uterus myomatosus könnte die Embolisation sicherlich in der Zukunft ein Alternative zur operativen Myomenukleation oder Hysterektomie darstellen. Um die

Myom-/Uterusembolisation einer Vielzahl von Patientinnen als gesicherte Alternative anbieten zu können, muss zuerst ein exakter Indikationskatalog erstellt werden und eine Evaluation die Vor- und Nachteile gegenüber der Myomenukleation oder Hysterektomie in Studien abwägen. Bis dahin sollte der Eingriff nur unter Studiencharakter stattfinden.

Literatur

Braude P, Reidy J, Nott V, Taylor A, Forman R (2000) Embolization of uterine leiomyomata: current concepts in management. Hum Reprod 6(6): 603–608

De Iaco P, Golfieri R, Ghi T, Muzzupapa G, Ceccarini M, Bovicelli L (2001) Uterine fistula induced by hysteroscopic resection of an embolized migrated fibroid: a rare complication after embolization of uterine fibroids. Fertil Steril 75 (4): 818–820

Hurst BS, Stackhouse DJ, Matthews ML, Marshburn PB (2000) Uterine artery embolisation for symptomatic uterine myomas Fertil Steril 75 (5): 855–869

McLucas B, Adler L, Perrella R (2001a) Uterine fibroid embolization: nonsurgical treatment for symptomatic fibroids. J Am Coll Surg 192(1): 95–105

McLucas B, Goodwin S, Adler L, Rappaport A, Reed R, Perrella R (2001) Pregnancy following uterine fibroid embolization. Int J Gynaecol Obstet 74(1): 1–7

Ravina JH, Aymard A, Ciraru-Vigneron N, Ledreff O, Merland JJ (2000) Arterial embolization of uterine myoma: results apropos of 286 cases. J Gynecol Obstet Biol Reprod 29(3): 272–275

Ravina JH, Herbreteau D, Ciraru-Vigneron N, Bouret JM, Houdart E, Aymard A, Merland JJ (1995) Arterial embolisation to treat uterine myomata. Lancet 9: 671–672

Vashisht A, Smith JR, Thorpe-Beeston G, McCall J. (2001) Pregnancy subsequent to uterine artery embolization. Fertil Steril 75(6): 1246–1248

Walker WJ (2001) Uterine artery embolization for fibroids. Gyn Endosc 9: 343–344

Neue Technologien – Roboterunterstützte endoskopische Operationen

J. F. H. Gauwerky

Einleitung

Medizin ist heute hoch technisiert. Computer, vernetzte Systeme und Robotik sind in Visionen von der Ausgestaltung des Operationssaals beschrieben, in einzelnen Komponenten aber schon Realität. Weltraumtechnologie im Operationssaal – das vermittelt einerseits Innovation und Zukunftsoptimismus, andererseits aber auch Skepsis. Sind diese Systeme wirklich sicher? Wie effektiv sind sie in der klinischen Routine? Wir wissen, dass die Störanfälligkeit steigt, sobald die Komplexität zunimmt. Was ist zur Realisierung optimaler Behandlungsergebnisse notwendig, was erhöht nur den Arbeitsaufwand, den Personalbedarf oder die Materialkosten ohne Vorteil für den Patienten? Nicht alles, was technisch machbar ist, hat tatsächlich etwas mit Verbesserung der Ergebnisqualität oder Strukturqualität zu tun. Im folgenden Beitrag wollen wir über unsere Erfahrungen mit dem Einsatz eines sprachgesteuerten Kameraführungssystems (AESOP) berichten.

Die Störanfälligkeit steigt, sobald die Komplexität zunimmt

Material und Methodik

Analysiert wurde das Patientenkollektiv vom 01. 01. 1999 bis zum 07. 06. 2000. In diesem Zeitraum wurden an unserer Klink 1280 endoskopische Eingriffe durchgeführt. Seit dem 01. 01. 1999 verfügen wir über das sprachgesteuerte Kameraführungssystem

AESOP der Fa. Computer Motion. Dieses besteht aus einem Roboterarm, der am Operationtisch befestigt und über ein Computersystem sprachkontrolliert gesteuert werden kann. Die Steuerung erfolgt mit zehn verschiedenen Sprachbefehlen, die für jeden Operateur auf einer Speicherkarte festgehalten werden. Die Speicherkarte muss am Beginn der Operation in den Computer eingesetzt werden. Die Endoskopieoptik wird mit dem Roboterarm über einen Magnethalter verbunden. Unterschiedliche Positionen des Roboterarms können gespeichert und über Mikrophon durch den Operateur abgerufen werden. Dadurch kann beispielsweise ein schneller Wechsel der Optik von einem Operationsfeld zu einem anderen (gespeicherten) erfolgen.

In den ◘ Abbildungen 49 und 50 ist das »setting« dargestellt. ◘ Abbildung 49 zeigt den Roboterarm, verbunden mit dem Endoskop, ◘ Abb. 50 die Position der Trokare, Operateure und des Roboterarms aus einer anderen Perspektive. Mittels Mikrophon, das der Operateur trägt, werden die Steuerungsbefehle an den Roboterarm übertragen.

Im genannten Zeitraum wurde ein Protokoll über den Einsatz des Systems geführt. Berücksichtigt wur-

Mittels Mikrophon werden die Steuerungsbefehle an den Roboterarm übertragen

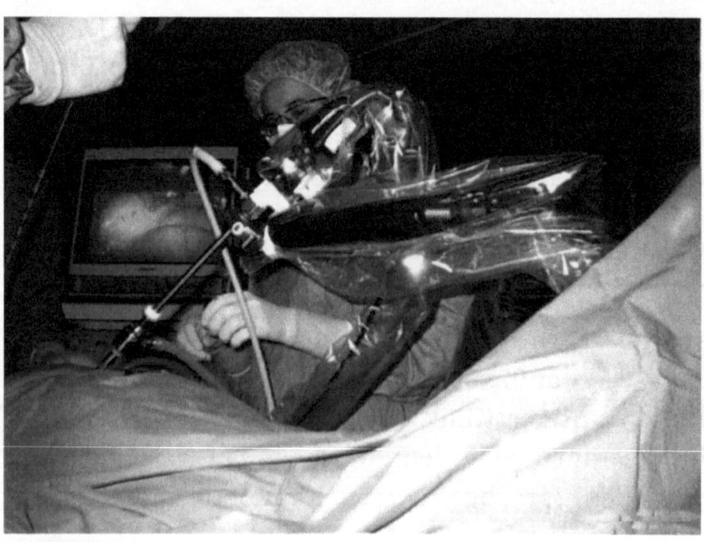

◘ **Abb. 49.** »Setting« mit Roboterarm, konnektiert mit dem Endoskop

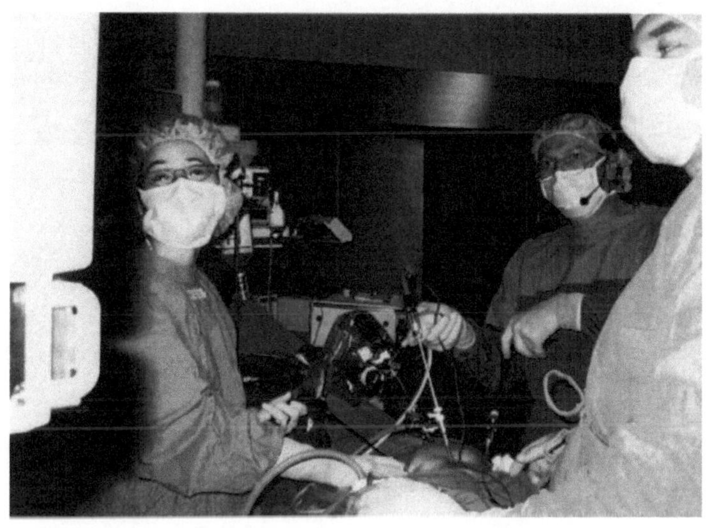

◘ Abb. 50. Position der Trokare, Operateure und des Roboterarms aus einer anderen Perspektive. Mittels Mikrophon, das der Operateur trägt, werden die Steuerungsbefehle an den Roboterarm übertragen

den Auf- und Abrüstzeiten, Personalbindung, technische Probleme sowie subjektive Einschätzung durch den Operateur und das Personal.

Ergebnisse

Die differenzierte Betrachtung der Operationen (◘ Tabelle 14, 15) zeigt, dass nahezu die Hälfte aller Operationen laparoskopisch (n=672), die andere Hälfte hysteroskopisch (n=608) erfolgte. Interessant ist, dass im Gegensatz zu den hysteroskopischen Eingriffen, 3/4 aller Laparoskopien nicht nur rein diagnostischer Natur waren, sondern als operative Lapa-

◘ Tabelle 14. Statistik Endoskopie an der Frauenklinik Dachau

Eingriff	n	%
Laparoskopie	672	100
Diagnostisch	171	25,5
Therapeutisch	501	74,6
Hysteroskopie	608	100
Diagnostisch	462	76,0
Therapeutisch	146	24,0

◘ Tabelle 15. Statistik Frauenklinik Dachau im Vergleich mit der AGE

Eingriff	n	%
Frauenklinik		
Eierstock u. a.	99	19,8
Eileiter u. a.	226	45,1
Bauchfell	67	13,4
Gebärmutter	123	24,2
Darm	32	6,4
AG Endoskopie		
Eierstock u. a.	2846	37,1
Eileiter u. a.	2591	33,8
Bauchfell	2292	29,9
Gebärmutter	945	12,3
Darm	1137	14,8

roskopien fungierten. Bei der Betrachtung der operativen Laparoskopien zeigt sich organbezogen eine etwas abweichende Verteilung zu einer Sammelstatistik der AGE (s. ◘ Tabelle 15). Ein Viertel aller Eingriffe (AGE 12 %) erfolgten am Uterus und der überwiegende Anteil dieser Operationen waren Myomenukleationen (◘ Tabelle 16). Bezogen auf die Gesamtzahl der Myomenukleationen wurden 95 % endoskopisch und 5 % mittels Laparotomie durchgeführt.

Der Operationsroboter wurde in diesem Zeitraum bei insgesamt 130 Operationen (von 501 operativen Laparoskopien) eingesetzt. Das entspricht einem Prozentsatz von 25,9 %. In ◘ Tabelle 17 ist die Verteilung der einzelnen Operationen dargestellt. Die Analyse

◘ Tabelle 16. Verteilung der Eingriffe am Uterus

Eingriff	n	%
Myomentfernung	70	57,8
Antefixation	2	1,7
Gebärmutterentfernung	37	30,6
Subtotal	25	
LAVH	10	
»Radikal« bei Krebs	2	

◘ Tabelle 17. Darstellung der Eingriffe unter Verwendung des Operationsroboters (n=130, 25,9 %)

Eingriff an	n	zur	n
Gebärmutter	78	Myomentfernung	48
Eierstock	32	Gebärmutterentfernung	26
Eileiter, Eierstock	30	Eierstockentfernung	18
Bauchfell	28	Scheidensenkung	4
Retroperitoneum	10	Blasensenkung	4

◘ Tabelle 18. Erfahrungen im Einsatz von AESOP 3000 (n=130)

Aspekt	Ergebnis
Aufrüstzeit	4,6 min
Personalersparnis	n − 1
Optische Qualität	+++
Direkte Kontrolle	+++
Verkürzung der Operationszeiten	

dieser Eingriffe ergibt die in ◘ Tabelle 18 dargestellte Bewertung.

Diskussion

Die Leistungsziffern aus diesem Zeitraum spiegeln die Zahlen einer im Aufbau befindlichen endoskopischen Einheit wider. Heute erreichen wir eine ähnliche Zahl endoskopischer Eingriffe pro Jahr wie an einer Maximalversorgungsklinik. Dieses zeigt, dass auch Häuser wie die Frauenklinik Dachau durch Spezialisierung erhebliche Leistungsziffern erreichen können und in Konkurrenz zu großen städtischen, ja sogar Universitätskliniken treten können. Der hohe Anteil von laparoskopisch durchgeführten Myomenukleationen (95 %) bestätigt den Grad der Spezialisierung. Er ist gebunden an die manuellen (insbesondere Nahttechniken) Fähigkeiten der Operateure. Die intensive Beschäftigung mit der laparoskopischen Myomenukleation hat ebenfalls zu einem vergleichsweise hohen Anteil von diesen Operationen im Gesamtkollektiv geführt.

Erweiterte Technologien, wie Computereinsatz, Vernetzung und Robotik werden im Operationssaal der Zukunft den Personaleinsatz effektiver gestalten, die Gerätekontrolle verbessern, den Chirurgen entlasten und neue Verfahren erst ermöglichen.

Vorteile einer roboterunterstützten Operationseinheit

- Effektiver Personaleinsatz
- Verbesserte Ergonomie
- Verbesserte Gerätekontrolle
- Verbesserte Kontrolle durch Chirurgen
- Ermöglichung neuer Verfahren

Die einzelnen technologischen Elemente eines Operationssaals der Zukunft sind in der folgenden Übersicht dargestellt.

Technologische Elemente des Operationssaals der Zukunft

- Roboteruntersützte Optik
- Roboterunterstützte Gerätekontrolle
- Sprachkontrolle
- Vernetzung
- Interaktive Verfahren

Die Sprachkontrolle ist nur eines der Elemente, das aber grundlegender Bestandteil auch zukünftiger Systeme sein wird. Mit dem System AESOP 3000, wie wir es seit 1999 einsetzen, konnten die von der Herstellerfirma gepriesen Vorteile (s. Übersicht und ◧ Abb. 51) weitgehend bestätigt werden, allerdings nicht die Zeitersparnis. Wichtig ist aber in der persönlichen Bewertung die Personalersparnis, das ausgezeichnete, ruckfreie Bild, die verbesserte Kontrolle durch den Chirurgen und die ständige und universelle Einsetzbarkeit.

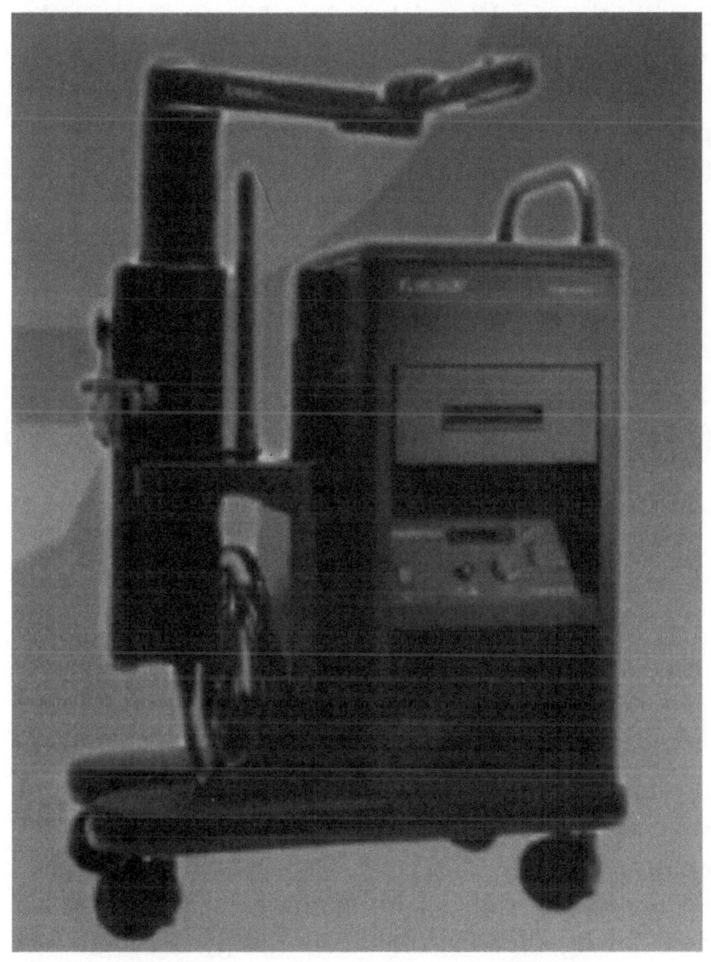

■ Abb. 51. Technologische Elemente des Operationssaals der Zukunft: AESOP 3000 mit Steuereinheit

Vorteile von AESOP 3000

— Spart Zeit, minimiert Kosten
— Direkte und verbesserte Kontrolle durch Chirurgen
— Stabiles, ruckfreies Bild
— Universell einsetzbar
— Ständig einsetzbar (24 h/Tag)

Die Aufrüst- und Abrüstzeiten sind gering, die Personalbindung in dieser Zeit ebenfalls. Das System ist einfach zu bedienen und wenig störanfällig. Dennoch hat es nach unserer Meinung keinen Platz bei einfachen endoskopischen Eingriffen, wie z. B. einer

Auf- und Abrüstzeiten sowie Personalbindung sind gering, System ist einfach zu bedienen und wenig störanfällig

Sterilisation (s. Übersicht). Sein Einsatz ist komplexen endoskopischen Operationen vorbehalten, wie der endoskopischen Myomenukleation, der endoskopischen suprazervikalen Hysterektomie oder Eingriffen am Retroperitoneum.

Indikationen für den Einsatz von AESOP 3000 aus unser Erfahrung

- Einsatz bei
  - Myomen
  - Gebärmutterentfernung
  - Verwachsungen
  - Endometriose
  - Senkungsoperation
  - Darmresektion
- Kein Einsatz
  - Einfache Bauchspiegelung
  - Sterilisation
  - Eileiterschwangerschaft
  - Zysten am Eierstock

Rechnet man allein den eingesparten Personaleinsatz, so haben sich diese Systeme innerhalb kurzer Zeit amortisiert.

Sicherlich stellt der Roboterarm AESOP 3000 nur den Anfang der Robotik dar. In der gynäkologischen Chirurgie hat er sich bisher nicht etabliert. Folgesysteme (Zeus; DaVinci) kamen bisher überwiegend in der Kardiochirurgie (Damiano et al. 2000), aber auch in der Tubenmikrochirurgie (Falcone et al. 1999; Degueldre et al. 2000) zum Einsatz. Sie beinhalten die nicht nur die Steuerung des Kamerasystems, sondern auch der Operationsinstrumente, sodass Teleoperationen möglich sind. Experten, fern des eigentlichen Operationsgeschehens, steuern die Operation oder greifen in einzelne Operationsschritte ein. Dies ist das Ende des Chirurgen, der vor Ort, schnell entschlossen, mit großen Schnitten und in Windeseile Magen, Gallenblase, Blinddarm oder Gebärmuter etc. entfernt. Eine neue Generation von chirurgischen Taktikern und Technikern wird geboren. Ob das immer nur zum Vorteil des Patienten gereicht, mag bezweifelt werden. Dennoch ist die Beschäftigung mit diesen Fragen heute für alle zukunftorientierten Operateure zwingend. Unsere Erfahrungen mit AESOP 3000 haben uns für Weiterentwicklungen des Operationssaals begeistert. Und zuletzt noch ein sehr wichtiger Gesichtspunkt: Arbeit mit AESOP 3000 macht richtig Spaß.

Literatur

Damiano RJ Jr, Ehrman WJ, Ducko CT, Tabaie HA, Stephenson ER Jr, Kingsley CP, Chambers CE (2000) Initial United States clinical trial of robotically assisted endoscopic coronary artery bypass grafting. J Thorac Cardiovasc Surg 119(1): 77–82

Degueldre M, Vandromme J, Huong PT, Cadiere GB (2000) Robotically assisted laparoscopic microsurgical tubal reanastomosis: a feasibility study. Fertil Steril 74(5): 1020–1023

Falcone T, Goldberg J, Garcia-Ruiz A, Margossian H, Stevens L (1999) Full robotic assistance for laparoscopic tubal anastomosis: a case report. J Laparoendosc Adv Surg Tech A 9(1): 107–113

Uterus myomatosus –
Neue Therapiestrategien

Behandlungen von Uterusmyomen mit Naturheilverfahren, chinesischer Medizin oder Homöopathie

A. Eustachi und I. Gerhard

Einleitung

Früher traten Myome und die dadurch ausgelösten Beschwerden vor allem bei Frauen in den Wechseljahren auf. In den letzten Jahren sind Myome zunehmend auch bei jüngeren Frauen zu beobachten. Je nach Größe und Sitz der Myome können sie zu Problemen bei der Fertilität führen. Im Falle einer Schwangerschaft kann vor allem bei großen Myomen das Risiko von Aborten und Schwangerschaftskomplikationen erhöht sein.

Die häufigsten Symptome bei Vorliegen von Myomen sind Dysmenorrhoe sowie Blutungsanomalien (Hyper-/Polymenorrhoe). Zudem kann es durch Druck auf benachbarte Organe zu Schmerzen im Bereich von Blase und Darm kommen.

Myome sind bei Frauen unter 50 Jahren die häufigste Ursache für eine Entfernung der Gebärmutter. Sowohl jüngere Patientinnen als auch viele postmenopausale Frauen mit Uterusmyomen äußern den verständlichen Wunsch, ihre Gebärmutter möglichst nicht entfernen zu lassen. Die breite Akzeptanz unterschiedlichster naturheilkundlicher Methoden gerade bei der weiblichen Bevölkerung führt häufig zu mehr oder weniger langwierigen Therapieversuchen. Die Effekte der einzelnen naturheilkundlichen Methoden wurden meist nur unzureichend dokumentiert.

Westliche Naturheilverfahren

In der Volksmedizin und der Erfahrungsheilkunde existieren unterschiedliche phytotherapeutische Behandlungsansätze, die auf teilweise sehr alten Erfahrungsberichten oder Einzelfallbeschreibungen beruhen. Die eingesetzten Pflanzen zielen auf eine symptomatische Behandlung der bei Myomen auftretenden Begleitbeschwerden – wie Dysmenorrhoe oder Hypermenorrhoe – ab. In einigen Veröffentlichungen wird beispielsweise die Schafgarbe (Achillea millefolium) empfohlen, die eine spasmolytische und entzündungshemmende Wirkung hat. In der so genannten Hildegard-Medizin, die auf die Äbtissin Hildegard von Bingen zurückgeht, wird eine Mischung aus Schafgarbe (Achillea millefolium), Gundelrebe (Glechoma hederacea L.), Ingwer (Zingiber off. Rosc.), Dill (Anethum graveolens L.), Nelken (Cariophylli Flos) und Sellerie (Apium graveolens L.) empfohlen (Schulte-Uebbing 1995). Diesen Heilpflanzen wird eine leber- und galleanregende Wirkung zugeschrieben. Eine allen Pflanzen gemeinsame Indikation ist das Vorliegen von Verdauungsstörungen.

Wie der in Einzelfallberichten geschilderte positive Effekt bei Uterusmyomen zu erklären ist, ist unklar. Ein denkbarer Effekt wäre beispielsweise eine Wirkung dieser Pflanzen auf glatte Muskelzellen des Uterus. Eine andere Erklärungsmöglichkeit könnte die Information liefern, dass in der Diätetik der traditionellen chinesischen Medizin vor einem zu großen Fettverzehr bei Uterusmyomen gewarnt wird. Möglicherweise ist der Effekt der choleretisch wirksamen Pflanzen über eine Verbesserung der Fettverdauung zu erklären.

Eine wissenschaftliche Überprüfung der Wirksamkeit von westlichen naturheilkundlichen Methoden (europäische Kräuterheilkunde, Ordnungstherapie, Licht-, Luft-, Wasser-, Wärme-, Ernährungstherapie) steht gegenwärtig noch aus.

Homöopathie/Anthroposophie

Nach unserer Information gibt es bislang keine gesicherten Daten zur homöopathischen Therapie von Uterusmyomen. In einer Umfrage an 27 Homöopathen mit 10–23 Jahren Berufserfahrung wurde der Erfolg einer homöopathischen Behandlung von Uterusmyomen von den Behandlern auf 20–60 % der Behandlungen eingeschätzt. Der Autor betont jedoch, dass es sich dabei letztlich nur um Eindrücke der Therapeuten handelt; eine Aussage über die Behandelbarkeit von Myomen mit Homöopathie ist aus dieser Beobachtung nicht abzuleiten (Spring 1994). Bei jungen Frauen mit einzelnen kleinen Myomen, die weniger als 5 cm Durchmesser hatten, konnten wir in Einzelfällen unter klassischer Homöopathie (Einzelmittel) sonographisch die Verkleinerung der Myome beobachten.

Erwähnenswert ist, dass das Vorliegen eines Myoms per se kein Hauptsymptom für die Mittelfindung des klassischen Homöopathen ist, d. h., die Entscheidung über die Wahl eines homöopathischen Mittels wird der Behandler aufgrund einer ausführlichen homöopathischen Anamnese treffen. Daraus folgt, dass es nach den Regeln der klassischen (Einzelmittel-)Homöopathie nicht möglich ist, einige wenige Mittel stereotyp zur Behandlung von Myomen anzugeben. Dies gilt in gleicher Weise für die anthroposophische Medizin: Zur sicheren Mittelwahl ist nach anthroposophischer Denkweise ein Verständnis des anthroposophischen Menschen- und Krankheitsbildes notwendig.

Das Angebot an homöopathischen oder anthroposophischen Präparaten zur Behandlung von Uterusmyomen ist groß. Dabei handelt es sich häufig um so genannte Komplexmittel, d. h. Zubereitungen, die zwei oder mehr, teilweise über zwanzig Einzelmittel enthalten. Hierin sind – wie bei den bereits erwähnten Phytotherapeutika – häufig Pflanzen enthalten,

Bei jungen Frauen mit einzelnen kleinen Myomen, die weniger als 5 cm Durchmesser hatten, konnte in Einzelfällen unter klassischer Homöopathie (Einzelmittel) sonographisch die Verkleinerung der Myome beobachtet werden

Vorliegen eines Myoms ist per se kein Hauptsymptom für die Mittelfindung des klassischen Homöopathen

die eine Wirkung auf die Funktion von Leber, Galle und Nieren haben (z. B. Berberitze – Berberis vulgaris, Brennessel – Urtica urens), oder die auf eine Stimulierung des Immunsystems zielen.

Unter den immunstimulierenden Heilpflanzen nimmt die Mistel (Viscum album) hinsichtlich ihrer weiten Verbreitung in der naturheilkundlichen und besonders der anthroposophischen Medizin eine Sonderstellung ein. Das Hauptanwendungsgebiet hat die Mistel in der biologischen Tumorbegleittherapie. Neben den Malignomen könnte auch die primär benigne Tumorbildung ein Indikationsgebiet für die Misteltherapie darstellen.

Einige Forschungsarbeiten scheinen die These zu stützen, dass es einen Zusammenhang zwischen bestimmten Parametern des Immunsystems und dem Auftreten von Myomen geben könnte. Die Aktivität der natürlichen Killerzellen (NK-Zellen) scheint bei Myomträgerinnen im Vergleich zu Frauen, die keine Myome haben, vermindert zu sein (Zhou et al. 1997; Roszkowski et al.1993). Ob nun die Patientinnen, bei denen bereits Myome vorliegen, von einer Stimulation des Immunsystems – beispielsweise durch eine Misteltherapie – profitieren, ist zur Zeit Gegenstand klinischer Forschung. Dabei muss geklärt werden, ob und bis zu welcher Größe der Myome ein Effekt auf das Wachstum erreicht werden kann, oder ob sich die Behandlung vor allem auf die Befindlichkeit auswirkt.

Abschließende Aussagen zur Wirksamkeit homöopathischer oder anthroposophischer Präparate sind gegenwärtig nicht möglich, da sie bislang nicht im Rahmen von klinischen Studien auf ihre Wirksamkeit geprüft wurden.

Traditionelle chinesische Medizin (TCM)

Die Behandlung des Uterus myomatosus in der traditionellen chinesischen Medizin stützt sich im Wesentlichen auf drei Säulen: die Akupunktur zur symptomatischen Behandlung der Dysmenorrhoe, die Diätetik und die Kräuterbehandlung zur konstitutionellen Therapie. Während die Auswahl der Akupunkturpunkte häufig symptomatisch erfolgt, ist für die Krautertherapie die Erstellung einer möglichst exakten Diagnose nach den Regeln der TCM Voraussetzung. Diese Diagnose stellt nach neuestem Verständnis eine Erhebung des vegetativen Status der Patientin dar, aus dem eine individuell angepasste Ernährungs- oder Arzneitherapie abgeleitet wird. In der Theorie ist die Entstehung von Myomen als eine relative Entgleisung der im »xue« (»Blut«) vorhandenen »Bauenergie« (qi constructivum) zu verstehen; damit ist die physiologische Fähigkeit eines Organismus gemeint, Gewebe zu bilden. Nach westlichem Verständnis entspricht diese Bauenergie am ehesten den auf den Uterus einwirkenden Wachstumsfaktoren.

Eine Behandlung mit individualspezifischer chinesischer Arzneitherapie setzt eine umfassende Kenntnis der diagnostischen Kriterien sowie der Pharmakodynamik nach der chinesischen Medizin voraus (Greten 2000 a,b). Jüngste Erfahrungen mit teils schwerwiegenden unerwünschten Wirkungen chinesischer Phytotherapeutika weisen auf das Problem der Qualitätskontrolle der Arzneistoffe hin, die ausschließlich durch approbierte Apotheker (Informationen zur Qualitätskontrolle bei chinesischen Heilkräutern über: AG Deutscher TCM-Apotheken, Vorsitzender S. Wowra, Poststr. 24, 69115 Heidelberg) mit Schwerpunkt chinesische Arzneimittel gewährleistet wird.

Obwohl die chinesische Medizin zunächst individuell zusammengestellte Mischungen vorsieht, wurden in China Studien zu Fertigpräparaten aus chine-

Drei Säulen: die Akupunktur zur symptomatischen Behandlung der Dysmenorrhoe, die Diätetik und die Kräuterbehandlung zur konstitutionellen Therapie

sischen Arzneimitteln durchgeführt, die bisher noch nicht in westlichen Kliniken überprüft werden konnten. Zhou et al. (1997) berichteten von einer Reduktion der Myomgröße und einer gleichzeitigen Steigerung der Aktivität der natürlichen Killerzellen unter einer Behandlung mit chinesischen Heilkräutern. Die Behandlung sprach bei Patientinnen mit kleinen und singulären Myomen besser an als bei den übrigen Frauen. Cao et al. (1991) fanden eine Reduktion des Blutverlustes während der Regelblutung bei Myomträgerinnen unter chinesischer Phytotherapie. Sakamoto et al.(1992) berichteten bei 90 % von 110 prämenopausalen Myompatientinnen von einer Besserung der Hypermenorrhoe/Dysmenorrhoe und bei 60 % von einer Verkleinerung der Myome unter Behandlung mit chinesischen Heilkräutern.

Ernährungsempfehlungen stellen in vielen Medizinsystemen die einfachste Form der Vorbeugung und Behandlung von Erkrankungen dar. In der TCM wird bestimmten Nahrungsmitteln ein schützender Einfluss vor Uterusmyomen zugeschrieben, andere sollten gemieden werden (s. Übersicht).

Nahrungsmittel bei Uterus myomatosus in der TCM

- Empfohlen
  - Spargel (täglich ca. 30 g, gekocht oder als Salat)
  - Rüben
  - Erbsen
  - Pilze
  - Tomaten
  - Zwiebel
  - Brokkoli
  - Kartoffeln
  - Bärlauch
  - Essbarer Seetang oder 10 g Purpurtang täglich (erhältlich z. B. in Asia-Shops)
- Zu meiden
  - Schokolade
  - Eiscreme u. kalte Getränke
  - Fette Speisen
  - Milch u. Milchprodukte
  - Salatgurken
  - Bananen

Zudem sollte auf eine regelmäßige Nahrungsaufnahme geachtet werden. Zu meiden sind nach der TCM bei Uterusmyomen vor allem Nahrungsmittel mit einem hohen Anteil an tierischen Fetten. Allerdings wird auch vom regelmäßigen Verzehr von Salatgurken und Bananen abgeraten.

Obwohl diese Ernährungsempfehlungen erfahrungsgemäß bei den naturheilkundlich interessierten Patientinnen eine hohe Akzeptanz genießen, ist ihre Wirksamkeit bislang nicht wissenschaftlich untersucht. Doch auch unter westlichen ernährungstherapeutischen Gesichtspunkten erscheint die Reduzierung fettreicher Nahrungsmittel nachvollziehbar und zur allgemeinen Prävention sinnvoll.

Ausblick und ganzheitlich-präventive Ansätze

Vitamine

Es gibt Hinweise, dass bestimmte Vitamine einen Effekt auf das Wachstum von Myomen haben könnten. Glatte Muskelzellen des Uterus zeigen eine dosisabhängige Proliferationshemmung durch all-trans-Retinolsäure, einem natürlichen Vitamin-A-Abkömmling. Diese Zellen bilden mehrere Rezeptoren für Vitamin A aus, wobei sich die Ansprechbarkeit der Rezeptoren bei normalen Uterusmuskelzellen und Leiomyomzellen nicht unterscheidet (Boettger-Tong et al. 1997).

Betakarotin und Vitamin E zeigen intraindividuell unterschiedliche Konzentrationen in Myom- und Normalgewebe. Zudem unterscheiden sich beide Vitamine in ihrer Verteilung, sodass gegenwärtig von einer heterogenen und organspezifischen Verteilung der Vitamine auszugehen ist (Palan et al. 1994). Eine Behandlung von Uterusmyomen durch alleinige Vitamingaben erscheint nach gegenwärtiger Datenlage nicht sinnvoll.

Adipositas

Auf den möglichen Zusammenhang zwischen fettreicher, hochkalorischer Ernährung und Myomen wurde bereits bei der Betrachtung der chinesischen Medizin hingewiesen. Shikora et al. (1991) konnten zeigen, dass in den Vereinigten Staaten 144 zur Hysterektomie oder Myomektomie hospitalisierte Frauen signifikant schwerer waren als eine nach Alter und Größe gematchte Vergleichsgruppe. Daraus schlossen die Autoren, dass Uterusmyome bei übergewichtigen Frauen möglicherweise einen Komorbiditätsfaktor darstellen.

Antiöstrogene Wirkung und Ernährung

Das Myomwachstum wird durch Östrogene begünstigt. Die Erfahrung zeigt, dass antiöstrogene Effekte – wie sie beispielsweise bei Zigarettenraucherinnen auftreten – offenbar vor einer Entstehung von Myomen schützen können (Baron et al. 1990). Daher stellt sich die Frage, inwieweit eine ernährungsmedizinische Intervention mit dem Ziel, die östrogenen Effekte auf die Körperzelle zu beeinflussen, das Wachstum von Myomen verlangsamen könnte. Den in bestimmten Nahrungsmitteln enthaltenen Phytoöstrogenen wird gegenwärtig bei prämenopausalen Frauen aufgrund ihrer im Vergleich zu 17-beta-Östradiol schwächeren östrogenen Wirkung eine protektive Wirkung bezüglich der Entstehung des Mammakarzinoms zugeschrieben. Dieser Mechanismus scheint die signifikant niedrigeren Brustkrebsraten in Ländern mit hoher Aufnahme von Phytoöstrogenen zu erklären. Phytoöstrogene können am Östrogenrezeptor andocken, üben aber eine deutlich schwächere östrogene Wirkung aus als das endogen gebildete Östradiol. Bei prämenopausalen Frauen könnte so die östrogene Wirkung am Rezeptor der Muskelzelle des Uterus reduziert werden. Es ist daher vorstellbar, dass die vermehrte Aufnahme von Phytoöstrogenen über die Ernährung (Soja, Hülsenfrüchte u. a.) möglicherweise die Inzidenz von Uterusmyomen senken oder deren Wachstum verlangsamen könnte.

Ein anderer möglicher Mechanismus, über den die Ernährung wirksam werden könnte, ist die verminderte Aufnahme von Fetten und Proteinen, die den endogenen Östrogenspiegel ansteigen lassen und das Wachstum von Myomen begünstigen könnten.

Physikalische Therapie und Entspannungstechniken

Aus der Erfahrungsheilkunde werden immer wieder positive Wirkungen von Massagen und Entspannungstechniken (Yoga, autogenes Training, Tai Chi, Qi Gong, Meditation) berichtet, die in einem ganzheitlich präventiven Konzept sicher ihren Platz haben, deren Wertigkeit für die symptomatische Myombehandlung aber bislang nicht in größerem Umfang überprüft wurden.

Zusammenfassung

Es liegen zur Zeit nur aus dem Bereich der chinesischen Medizin einige wenige Untersuchungen zur Wirksamkeit naturheilkundlicher Behandlungen von Myomen vor. Daher können gegenwärtig keine verbindlichen und allgemeingültigen Empfehlungen für eine gezielte naturheilkundliche oder homöopathische Behandlung von Myomen gegeben werden. Sofern die Patientin eine solche Behandlung wünscht und eine nichtchirurgische Intervention vertretbar ist, können zeitlich begrenzte Behandlungsversuche mit phytotherapeutischen oder homöopathischen Mitteln unternommen werden, wobei der gynäkologische Befund engmaschig überwacht werden sollte.

Um zukünftig im Sinne der Qualitätskontrolle der angewandten Naturheilverfahren eine verlässliche Datengrundlage zu erhalten, sollten die Effekte jeder naturheilkundlichen Myombehandlung sonographisch dokumentiert werden.

Die bislang vorliegenden Erfahrungsberichte und Studienergebnisse rechtfertigen – bei entsprechender Überwachung der Myomgröße- einen zeitlich begrenzten Behandlungsversuch mit den geschilderten Methoden der Naturheilkunde. Zur Zeit lässt sich jedoch nicht sagen, welches Verfahren erfolgversprechend ist. Es ist in jedem Falle sinnvoll, die Patientinnen bezüglich einer geeigneten Ernährungs- und Lebensweise zur Erhaltung oder Wiederherstellung ihres Normalgewichtes, eines normalen Östrogenspiegels und eines funktionierenden Immunsystems zu beraten.

Literatur

Baron JA, La Vecchia C, Levi F (1990) The antiestrogenic effect of cigarette smoking in women. Am J Obstet Gynecol 162(2): 502–514

Boettger-Tong H, Shipley G, Hsu CJ, Stancel GM (1997) Cultured human uterine smooth muscle cells are retinoid responsive. Proc Soc Biol Med 215(1): 59–65

Cao LX, Yu J, Xia HQ (1991) Effect of shengian gu.jing granule an fibrin degradation products in serum and menstrual fluid of patients with menorrhagia. Chung Kuo Chung Hsi I Chie Ho Tsa Chih 11(7): 389, 409–410

Greten J (2000a) The hidden rationale of Chinese Medicine – Chinese Diagnosis as a neurovegetative status. 4th World Congress of Medical Acupuncture and Natural Medicine, 25–27 Aug, 2000, Edmonton, Canada

Greten J (2000b) The need of a common diagnosis for quality control in complemetary medecine – the role of chinese medicine. 4th World Congress of Medical Acupuncture and Natural Medicine, 25–27 Aug, 2000, Edmonton, Canada

Palan PR, Goldberg GL, Basu J, Runowicz CD, Romney SL (1994) Lipid-soluble antioxidants: beta carotene and alpha tocopherol levels in breast and gynecologic cancers. Gynecol Oncol 55(1): 72–77

Roszkowski PI, Hyc A, Malejczyk J (1993) Natural killer cell activity in patients with ovarian tumors and uterine myomas. Eur J Gynecol Oncol 14 [Suppl]: 114–117
Sakamoto S, Mitamura T, Iwasawa M, Kitsunai H, Shindou K, Yagishita Y, Zhou YF, Sassa S (1992) Conservative management for perimenopausal women with uterine leiomyomas using Chinese herbal medicines and synthetic analogs of gonadotropin releasing hormone. In Vivo 12(3): 333–337
Sakamoto S, Yoshino H, Shirahata Y, Shimodairo K, Okamoto R (1992) Pharmacotheraeutic effects of kuei-chihfu-ling-wan an human uterine myomas. Am J Chin Med 20: 313–317
Schulte-Uebbing C (1995) Umweltbedingte Frauenkrankheiten, Johannes Sonntag, Stuttgart, S 296
Shikora SA, Niloff JM, Bistrian BR, Forse RA, Blackburn GL (1991) Relationship between obesity and uterine leimyomata. Nutrition 7(4): 251–255
Spring B (1994) Prognosis of Cure. Homeopathic Links 7: 23–28
Zhou J, Zhu M, Li YX (1997) Clinical and experimental study an improving cellular immunological function of uterine myoma patients by xiaoliu tablet. Chung Kuo Chung Hsi I Chie Ho Tsa Chih 17(5): 277–279

Zusammenfassung

J. F. H. Gauwerky

Mit dem vorliegenden Buch wurden alle heute aktuellen Aspekte des Uterus myomatosus abgehandelt.

Die Ätiologie und Pathogenese ist immer noch ungeklärt. Diskutiert werden die Deregulierung der Expression verschiedener Protoonkogene, eine Verminderung der »natural killer cells«, eine Vermehrung des »insulin-like growth factors«, eine Verminderung der Betakarotinkonzentration und des »epidermal- growth factors« sowie eine Beschleunigung des Kollagenmetabolismus. Möglicherweise spielen auch genetische Faktoren eine Rolle. Das Risiko der malignen Entartung liegt deutlich unter 1 %.

Eine organerhaltende operative Therapie ist in den meisten Fällen möglich. Diese ist insbesondere bei Frauen im reproduktionsfähigen Alter indiziert. Aber auch ältere Frauen haben ein Anrecht, ihre Gebärmutter zu erhalten. Die Indikation zur Hysterektomie sollte nicht leichtfertig, gerade unter Abwägung negativer psychosexueller Folgen, gestellt werden.

Die medikamentöse Therapie hat heute nur noch eine untergeordnete Bedeutung. Operative Strategien sind überwiegend durch minimal-invasive Techniken geprägt. Ein hoher Prozentsatz von Myomen kann endoskopisch behandelt werden; in einzelnen Zentren liegt die Rate deutlich über 90 %. Aber auch ablative Operationen in Form der suprazervikalen und totalen Hysterektomie profitieren von den minimal-invasiven Techniken. Die laparoskische suprazervikale Hysterektomie ist etabliert, die abdominale Hysterektomie hat zugunsten der laparoskopisch assistierten vaginalen Hysterektomie an Bedeutung verloren.

Die Uterus- bzw. Myomembolisation als Ersatz für eine Operation ist derzeit in der Erprobung. Es kann sicherlich nicht erwartet werden, dass diese innovative Technik Operationen umfassend überflüssig macht. Aber für einzelne Konstellationen scheint sich ein Indikationsspektrum herauszukristallisieren.

Alternative – naturheilkundliche und homöopathische – Behandlungsmethoden sind in der Gynäkologie fest verwurzelt. So können auch diese therapeutischen Ansätze Symptome lindern und Begleiterscheinungen minimieren. Sie gehören damit ebenso in das therapeutische Konzept wie die klassischen Verfahren.

Sachverzeichnis